Taschenbücher Allgemeinmedizin
Nephrologie · Urologie

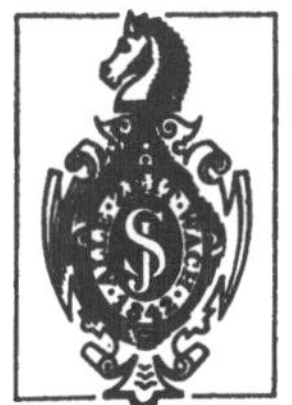

Nephrologie Urologie

Von H. Loew · P. Mellin · H. Olbing

Bandherausgeber H. Losse

Mit 28 Abbildungen

Springer-Verlag
Berlin · Heidelberg · New York 1975

ISBN-13:978-3-540-07337-6 e-ISBN-13:978-3-642-80958-3
DOI: 10.1007/978-3-642-80958-3

Library of Congress Cataloging in Publication Data
Loew, Hans, 1938–
Nephrologie, Urologie.
(Taschenbücher Allgemeinmedizin)
Bibliography: p.
Includes index.
1. Nephrology. 2. Urology. I. Mellin, Paul, joint author. II. Olbing, Hermann, joint author. III. Title. [DNLM: 1. Kidney diseases. 2. Kidney diseases – In infancy and childhood. 3. Urologic diseases. 4. Genital diseases, Male. WJ100 L827n]
RC902.L63 616.6 75–25819

Herstellung: W.F. Mayr, Miesbach

Vorwort

Auf den Gebieten der Nephrologie und Urologie hat sich unser Wissen, wie in vielen anderen Bereichen der Medizin, in den letzten Jahren recht ansehnlich erweitert. Dies verdanken wir zu einem großen Teil der Anwendung neuer Methoden, die tiefere Einblicke in Ätiologie, Pathogenese und pathophysiologische Grundlagen der Erkrankungen gestatten, sowie neue Möglichkeiten und größere Sicherheit in der Diagnostik und Therapie mit sich bringen. Hier sei insbesondere auf die Verfeinerung der Nierendiagnostik durch differenzierte Funktionsprüfungen, Einsatz von radiologischen Untersuchungsverfahren und nicht zuletzt die Nierenbiopsie hingewiesen. Die Fortschritte auf therapeutischem Gebiet erstrekken sich von modernen diätetischen Maßnahmen über die Möglichkeiten eines exakten Ausgleichs des Wasser- und Elektrolythaushaltes, die gezielte antibakterielle Chemotherapie bei der so häufigen Pyelonephritis und die moderne Hypertoniebehandlung bis zur Hämodialyse bzw. Nierentransplantation. Auf urologischem Gebiet sind vor allen Dingen neue und gefahrlosere operative Möglichkeiten zu erwähnen. Die früher weit verbreitete therapeutische Resignation gegenüber chronischen Nieren- und Harnwegserkrankungen ist heute keineswegs mehr gerechtfertigt.

Sobald neue diagnostische und therapeutische Verfahren ihre Bewährungsprobe bestanden haben, müssen sie an die in der Praxis tätigen Kollegen weitergegeben werden, damit eine optimale ärztliche Versorgung gewährleistet bleibt. Gleichzeitig muß eindeutig klargestellt werden, welche Verfahren zur Erkennung und Behandlung von Erkrankungen in der Praxis anwendbar sind, und bei welcher Befundkonstellation sich der niedergelassene Arzt vom Spezialisten beraten lassen sollte. Diesem Zweck dient die Taschenbuchreihe für Allgemeinmedizin. Entsprechend der Zielsetzung wurde in dem vorliegenden Band besonderer Wert auf die Darstellung der in der Praxis häufig vorkommenden Erkrankungen gelegt. Sowohl eingreifendere diagnostische Maßnahmen als auch der Klinik vorbehaltene Behandlungsarten, wie z. B. die Hämodialyse, werden nur insoweit erwähnt, als ihr Verständnis zur Indikationsstellung sowie Beratung und Intervallbetreuung der Patienten erforderlich ist.

Die Darstellung der Nierenerkrankungen aus der Sicht des Pädiaters, Urologen und Internisten in einem Band wird, so hoffen wir, dazu beitragen, das Verständnis für die engen Verflechtungen der Störungen des uropoetischen Systems zu fördern und damit ihre Diagnose und Therapie zu erleichtern.

Münster, im Juli 1975 H. Losse

Inhalt

Verzeichnis der Mitarbeiter

Prof. Dr. H. Loew
Medizinische Poliklinik der Universität
4400 Münster
Westring 3

Prof. Dr. P. Mellin
Urologische Universitäts-Klinik
4300 Essen
Hufelandstraße 55

Prof. Dr. H. Olbing
Universitäts-Kinderklinik
4300 Essen
Hufelandstraße 55

Zeichenerklärung:

▶ diagnostische Angaben

■ Therapieangaben

● Laborangaben

▬ Kontraindikationen

Hans Loew

Internistische Nephrologie

I. Allgemeines zur Erkennung von Nierenkrankheiten

Als Ausdruck einer gesunden Nierenfunktion gilt gemeinhin das regelmäßige Wasserlassen. Nierenkrankheiten werden daher am ehesten entdeckt, wenn sie zu Unregelmäßigkeiten beim Wasserlassen führen. Gelegentlich verlaufen Nierenkrankheiten aber für den Patienten völlig unbemerkt. In diesen Fällen verrät sich das Nierenleiden erst durch einen Zufallsbefund bei ärztlichen Untersuchungen wegen anderer Beschwerden oder bei Routineuntersuchungen. Seltener wird der Patient vom urämischen Terminalstadium eines chronischen Nierenversagens überrascht, ohne vorher von seinem Nierenleiden zu wissen.

Leitsymptome, d.h. Symptome, welche den Patienten oder seinen Arzt erstmals auf die Spur einer Nierenerkrankung bringen, können sich demnach aus den spontan geklagten Beschwerden des Patienten, aus der gezielt erhobenen Anamnese oder aus einem Zufallsbefund bei einer ärztlichen Untersuchung aus irgendeinem anderen Anlaß ergeben.

1. Anamnese

Typische Symptome in der Anamnese Nierenkranker sind in der folgenden Tabelle aufgeführt.

Tabelle 1. Leitsymptome in der Anamnese Nierenkranker

- ▶ Pollakisurie
- ▶ Dysurie
- ▶ Polyurie
- ▶ Vermehrter Durst
- ▶ Oligurie
- ▶ Rotfärbung des Harns
- ▶ Druckgefühl oder Schmerzen in der Nierengegend
- ▶ Nierenkoliken
- ▶ Ödeme
- ▶ Kopfschmerz infolge Hypertonus
- ▶ Blässe der Haut
- ▶ Müdigkeit und Abgeschlagenheit, Übelkeit und Erbrechen

Pollakisurie und Dysurie — häufiges und schmerzhaftes Wasserlassen mit Blasentenesmen — sind die typischen Symptome der akuten Cystitis, welche bakterieller wie viraler oder allergischer Natur sein kann und vorwiegend Frauen befällt. Die bakterielle Cystitis kann eine aufsteigende Niereninfektion zur Folge haben, so daß Pollakisurie und Dysurie auch zu Leitsymptomen einer Pyelonephritis werden können. Über häufiges Wasserlassen kleiner Portionen klagt auch der ältere Mann mit Prostatahypertrophie und großer Restharnmenge.

Polyurie muß den Verdacht auf eine Funktionsstörung der Nieren erwecken, meist im Gefolge einer chronischen Niereninsuffizienz. Gelegentlich registriert der Patient mehr den durch die Polyurie verursachten *Durst* als die vermehrte Harnmenge. Ein guter Harnfluß bedeutet zur Verwunderung des Laien keineswegs, daß gut funktionierende Nieren vorhanden sind. Dauerdialysepatienten lassen gelegentlich noch 1—2 l Urin täglich. Auch eine schwere Harnabflußstörung mit Hydronephrose kann sich paradoxerweise als Polyurie bemerkbar machen, wenn es durch Schädigung des Nierenparenchyms infolge chronischer Harnstauung zur Isosthenurie kommt. Ein wichtiger Hinweis auf eine echte Polyurie ist die Nykturie, über welche sonst der Herzinsuffiziente klagt, der tagsüber bei der Arbeit Wasser retiniert und seine Tagesportion an Wasser während der Nachtruhe absondert. *Polyurie* muß aber nicht durch eine Nierenerkrankung verursacht sein. Es kann eine *psychogene Polydipsie,* eine *osmotische Diurese* durch Diabetes mellitus oder Hypercalcämie oder ein echter *Diabetes insipidus* vorliegen.

Die *Oligurie* wird vom Patienten häufig nicht am ersten Tag bemerkt, vor allem, wenn sie aus voller Gesundheit heraus auftritt. Dann kann es, wie wir beobachtet haben, zuerst zu Symptomen der Hydrämie — plötzliches Unwohlsein mit innerer Unruhe — kommen, und erst die ärztliche Forderung nach einer Urinprobe deckt die Unfähigkeit des Wasserlassens auf.

Über verminderte Harnmengen klagen neurotische Personen ohne krankhaften Befund an Nieren und ableitenden Harnwegen wohl ebenso häufig wie organisch Kranke. Der Neurotiker entlarvt sich dabei gerne durch die Angabe, schon seit langem zu wenig Urin zu lassen, obwohl er viel trinke, wenn er gleichzeitig bestätigt, nicht an Gewicht zugenommen zu haben und keine Ödeme aufweist.

Die Klage über *vermehrten Durst* hat die gleiche differential-diagnostische Bedeutung wie die Polyurie.

Über die Harnfarbe kann der Patient meist gut Auskunft geben. Insbesondere wird die *Rotfärbung des Urins* meist prompt bemerkt. Mit Klagen über zu dunklen oder zu hellen Urin ohne krankhaften Befund kommt auch der Neurotiker häufig zum Arzt.

Druckgefühl oder Schmerzen in der Nierengegend gehören ebenfalls zu den häufigen Klagen in der Sprechstunde und bedeuten nicht immer, daß eine Nierenkrankheit vorliegt. Sie können aber eine akute Pyelonephritis, eine akute Glomerulonephritis oder einen Harnstau begleiten. Harnsteine verursachen keineswegs immer die typische Ureterkolik.

Die *Nierenkolik* ist meist als Krankheitssymptom eindeutig und fordert vom Arzt die Therapie vor der exakten Diagnose. Die erfolgreiche Therapie mit Spasmolytica ist dabei bereits ein wichtiges diagnostisches Kriterium für die Kolik gegenüber beispielsweise einer akuten Appendicitis. Typisch, aber nicht obligatorisch, ist das Ausstrahlen der Ureterkolik in die Leistenregion. Ein leicht feststellbares und zuverlässiges Symptom der Nierenkolik stellt die Hämaturie dar.

Ödeme werden vom Patienten in der Regel sofort bemerkt, da sie am häufigsten an den Füßen beginnen, so daß der Schuh nicht mehr paßt oder die Strümpfe einschnüren. Nicht selten klagt der Patient über phasenweise auftretende Ödeme, z. B. abends, kann sie aber in der Sprechstunde nicht vorweisen. Man sollte den Patienten auffordern, erneut zu kommen, wenn er meint, daß Ödeme bestünden. Der Arzt muß sich davon überzeugt haben, bevor er irgendeine aufwendige Diagnostik beginnt oder gar Diuretica verordnet, da auch der Neurotiker gelegentlich über "dicke Beine“ klagt, ohne daß Ödeme zu objektivieren sind. Eine besondere Rolle spielt das Gesichtsödem, welches für den Patienten und seine Angehörigen oft gravierender erscheint als für den Arzt, der den Patienten nicht vom täglichen Ansehen kennt. Wenn der Patient über Ödeme klagt, sollte immer auch gleich nachgeforscht werden, ob damit ein Anstieg des Körpergewichts verbunden ist.

Kopfschmerz ist bekanntlich ein vielseitiges Symptom. Keinesfalls sollte man unterlassen, bei Patienten, die über Kopfschmerz klagen, den Blutdruck zu messen, da dies nicht selten auf die richtige Spur führt. Dies ist besonders wichtig bei jungen Frauen, welche Ovulationshemmer nehmen und darunter maligne Hypertonien mit dem Leitsymptom Kopfschmerz entwickeln können.

Andererseits haben die meisten Hypertoniker zu Beginn ihres Leidens zweifellos keine Symptome, und der Hypertonus wird meist nur durch Zufall entdeckt und kann so auch zum Leitsymptom einer Nierenkrankheit werden.

Relativ selten führt die *Anämie* als obligatorisches Symptom jeder chronischen Niereninsuffizienz den Nierenkranken erstmals zum Arzt, nachdem er selbst oder die Verwandten auf die zunehmende *Blässe der Haut* aufmerksam wurden.

Müdigkeit und Abgeschlagenheit treten meist erst bei fortgeschrittener chronischer Nierenerkrankung auf, wenn etwa die interstitielle Nephritis zur renalen Acidose oder die chronische Niereninsuffizienz verschiedener Ätiologie zur ausgeprägten Anämie oder ins präurämische Stadium geführt hat. Wie bereits im Vorangegangenen erwähnt, kann sich auf diese Weise in seltenen Fällen eine chronische Nierenkrankheit erstmals demaskieren. Diese Patienten, die z. B. mit der Vorstellung, an einem grippalen Infekt zu leiden, zum Arzt gehen, stehen dann völlig unvorbereitet vor der unfaßbaren Tatsache, daß ein Weiterleben nur noch mit der künstlichen Niere oder der Nierentransplantation möglich ist.

Übelkeit und Erbrechen treten typischerweise als Folge einer schweren Acidose oder als urämisches Symptom im Endstadium der chronischen Niereninsuffizienz auf. Bei der Acidose sind die Symptome durch orale Verabreichung von Puffersubstanzen, bei der Urämie durch die Dialysebehandlung prompt zu beseitigen.

2. Körperlicher Befund

Der körperliche Untersuchungsbefund wurde z. T. schon bei der Besprechung der Anamnese berücksichtigt. Die auffälligsten Befunde, welche eine Nierenerkrankung aufdecken können, sind *Anämie, Ödeme* und *Hypertonus.*

Besteht eine nennenswerte *Anämie,* so fehlt fast nie ein leises Systolikum über der Aorta. Eine Milzvergrößerung hingegen fehlt bei der renalen Anämie.

Bei der Blutdruckmessung ist ein Druck von über 160 mm Hg systolisch und 90 mm Hg diastolisch als pathologisch zu bewerten, vor allem wenn ein solcher Wert wiederholt gemessen wird. Dies gilt auch für ältere Patienten. Wird ein *erhöhter Blutdruck* festgestellt, sollte auch am anderen Arm gemessen (noch besser mißt man grundsätzlich den Blutdruck bei jedem neu in die Sprechstunde kommenden Patienten an beiden Armen) und die Femoralpulse gefühlt werden, um die Aortenisthmusstenose gleich zu erkennen. Außerdem ist bei Hypertonus zu empfehlen, den linken und rechten Oberbauch auf das Vorliegen eines systolischen Geräusches als Hinweis auf eine Nierenarterienstenose abzuhören.

Werden *Ödeme* — z. B. ein eindrückbares prätibiales Ödem — gefunden, so muß sorgfältig nach anderen Zeichen einer Herzinsuffizienz oder eines varicösen Symptomenkomplexes gesucht werden, um Daten für die Differentialdiagnose des Ödems zu sammeln.

Der *Palpationsbefund* der Nieren ist meist unergiebig, abgesehen von einer gelegentlichen Druckschmerzhaftigkeit der Niere bei bimanueller Palpation, wenn eine akute Pyelonephritis vorliegt. Nur bei Cystennieren läßt sich meistens ein imposanter Palpationsbefund erheben. Cystennieren sind gelegentlich so groß, daß sie das Abdomen ein- oder beidseits vorwölben und sogar durch die Bettdecke hindurch auszumachen sind.

Der Kenner beachtet darüber hinaus auch das blasse, gelbgraue Hautkolorit bei chronischer Pyelonephritis oder die leicht livide Hautfarbe des Phenacetingeschädigten sowie die frequente und tiefe Acidoseatmung oder den Foetor uraemicus bei chronisch Nierenkranken. Bei fortgeschrittener Niereninsuffizienz können dann weitere Befunde auftreten. Dazu gehören die urämische Polyneuropathie (muskuläre Schwäche, Gangunsicherheit, Reflexausfälle, Parästhesien), die urämische Pleuroperikarditis oder das interstitielle Lungenödem (die sog. Flüssigkeitslunge im Endstadium des chronischen Nierenversagens). Letzteres zeichnet sich eigentlich durch den Mangel an Befunden aus: der orthopnoische Patient läßt über den Lungen die feuchten Rasselgeräusche vermissen, die so typisch für das Stauungsödem bei Linksherzinsuffizienz sind.

3. Urinbefund

Unter den Laboruntersuchungen kommt der Urinanalyse die größte Bedeutung zu, wenn es um die Erkennung von Nierenkrankheiten geht. Praktisch jede Nierenerkrankung verändert den Urin in irgendeiner Weise, so daß ein in jeder Hinsicht unauffälliger Urin die beste Garantie für die Gesundheit der Nieren darstellt. Aber man muß auch die Ausnahmen kennen, um vor Fehlinterpretationen geschützt zu sein.

Praktisch wichtig, weil in der allgemeinen Praxis ohne größeren Aufwand an Zeit, Personal und Gerätschaft durchführbar und eindeutig interpretierbar, sind die in der folgenden Tabelle aufgeführten Untersuchungen.

Tabelle 2. Praktisch wichtige Urinuntersuchungen

- Bestimmung des Eiweißgehaltes des Urins.
- Nachweis von Erythrocyten und Leukocyten im Urin.
- Bestimmung des Keimgehaltes des Urins.
- Bestimmung der maximalen Konzentrationsfähigkeit der Nieren = spezifisches Gewicht des Urins unter Durstbedingungen.

Der früher häufig durchgeführte Wasserbelastungsversuch wird heute nicht mehr angewandt, da er keine praktische Bedeutung hat und den Patienten gefährden kann.

3.1. Bestimmung des Eiweißgehaltes

Als Routinemethode zur Bestimmung des Eiweißgehaltes im Urin eignen sich die sehr empfindlichen Albumin-Teststäbchen ausgezeichnet. Mit einer negativen Anzeige des Teststäbchens kann man sich zufriedengeben. Fällt der Eintauchtest positiv aus, überzeugt man sich am besten durch Zugabe einiger Trop-

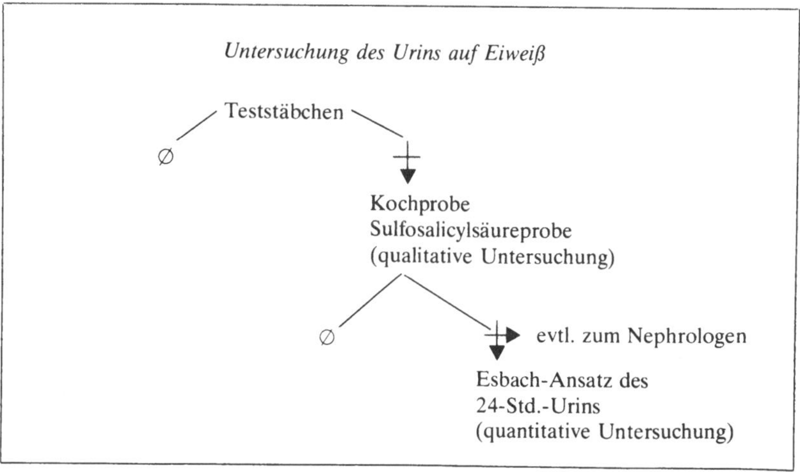

fen Sulfosalicylsäure oder durch Kochen des Urins von der Echtheit des Ergebnisses. Tritt durch Anwendung der letztgenannten Methoden keine Trübung des Urins auf, ist eine pathologisch gesteigerte Eiweißausscheidung nicht anzunehmen, auch wenn das Teststäbchen eine leichte Reaktion zeigte.

Eine gesicherte Proteinurie bedarf einer intensiven weiteren Abklärung, da sie fast immer Ausdruck einer ernsten Nierenaffektion ist. Auch die sog. orthostatische Proteinurie sollte nach heutiger Ansicht nicht bagatellisiert werden. Der Arzt in der allgemeinmedizinischen Praxis könnte sich mit dem qualitativen Nachweis der Proteinurie zufriedengeben und den Patienten an einen nephrologisch versierten Kollegen weiterleiten.

Der nächste diagnostische Schritt bei qualitativ gesicherter Proteinurie besteht in der Bestimmung der in 24 Std. ausgeschiedenen Eiweißmenge. Man bedient sich am besten der herkömmlichen Nachweismethode nach Esbach, welche zwar nicht so genau ist wie andere chemisch-analytische Nachweisverfahren, dafür aber von jeder Hilfsperson zuverlässig in jeder Praxis durchführbar und für praktische Belange ausreichend ist. Es kommt darauf an, eine Probe des gut gemischten Sammelharns zu untersuchen, da die Eiweißausscheidung im Verlaufe von 24 Std. von Stunde zu Stunde sehr schwanken kann.

Das Esbach-Röhrchen gibt nach Beendigung der Sedimentation die Proteinkonzentration des Urins in Promille (g/l) an. Damit ist aber noch nichts Endgültiges über die Größenordnung des Eiweißverlustes durch die Nieren ausgesagt. Erst die Multiplikation des Esbach-Wertes mit der Literzahl des 24-Std.-Urinvolumens ergibt die Menge des täglichen Proteinverlustes.

Zwei Beispiele:

24-Std.-Urinvolumen	0,7 l
Esbach	3 ‰
3 × 0,7 = 2,1 g Eiweißverlust in 24 Std.	
oder	
24-Std.-Urinvolumen	2,5 l
Esbach	3 ‰
3 × 2,5 = 7,5 g Eiweißverlust in 24 Std.	

In beiden Fällen ist der Esbach-Wert gleich. Die Bestimmung der täglichen Eiweißausscheidung deckt aber einen differentialdiagnostisch bedeutsamen Unterschied auf. Während der erste Befund beispielsweise von einem Patienten mit Nierenstauung bei einer Rechtsherzinsuffizienz ohne primären Nierenschaden stammen könnte, spricht der zweite Befund viel mehr für das Vorliegen eines glomerulären Nierenschadens, z. B. infolge einer Glomerulonephritis, und die Höhe des täglichen Eiweißverlustes von über 7 g besagt, daß der Patient unbehandelt innerhalb kurzer Zeit sicher ein nephrotisches Syndrom entwickeln wird, wenn es nicht schon bei Erhebung des Befundes nachweisbar ist.

3.2. Nachweis von Erythrocyten und Leukocyten im Urin

Dem Nachweis von Erythrocyten und Leukocyten im Urin wurde von jeher große Bedeutung beigemessen. Untersucht man normalen, frisch gelassenen

Urin unzentrifugiert bei 8 × 40facher Vergrößerung in dünner Schicht (Deckgläschen darf nicht schwimmen) unter dem Mikroskop, so erkennt man keine oder nur sehr vereinzelt Erythrocyten, so daß jeder Nachweis von Erythrocyten schon als verdächtiger Befund angesehen werden muß.

Eine pathologisch vermehrte Erythrocytenausscheidung im Urin geht in der Regel mit einer unübersehbaren Erythrocytenzahl im Gesichtsfeld einher, so daß es sich nicht lohnt, an dieser Stelle auf die sehr aufwendige Erfassung von Grenzwerten, etwa mit Hilfe der Zellzählung im 24-Std.-Harn nach Addis, einzugehen.

Für die Praxis reicht das mikroskopische Durchmustern einiger Gesichtsfelder im frisch gelassenen *unzentrifugierten* Urin aus. Schon einige Erythrocyten pro Gesichtsfeld sind als pathologisch anzusehen und erfordern eine genauere Beobachtung des Patienten. Wird zufällig ein Erythrocytencylinder beobachtet, so ist dies ein guter Hinweis darauf, daß die Blutung aus dem Nierenparenchym (z. B. infolge Glomerulonephritis) stammt und nicht etwa von einem Harnstein. Der Cylinder stellt einen Ausguß eines Nierentubulus dar. Systematisch nach Cylindern etwa im Zentrifugat des Urins zu suchen, ist aber wenig rationell, da ihr Fehlen eine Glomerulonephritis keineswegs ausschließt und bei Verdacht auf Glomerulonephritis heute allgemein ohnehin eine Nierenpunktion angestrebt wird. Jede Erythrocyturie muß ernst genommen und in Zusammenarbeit mit dem Urologen differentialdiagnostisch abgeklärt werden.

Tabelle 3. Bedeutung der Leukocyturie

- ▶ Eine Leukocyturie allein beweist keine Harnwegsinfektion.
- ▶ Eine Leukocyturie ohne entsprechenden bakteriellen Harnbefund sollte an *Tuberkulose* denken lassen. Außerdem weisen neuere Befunde darauf hin, daß auch Viren eine Infektion zumindest der ableitenden Harnwege verursachen können.
- ▶ Auch ohne Leukocyturie kann eine chronische Harnwegsinfektion vorliegen.

Ähnliches wie für die Erythrocyten gilt auch für die *Leukocyten.* Allerdings ist die pathognomonische Bedeutung der Leukocyturie geringer als die der Erythrocyturie. In der Praxis kommt es auch hier darauf an, sicher pathologische Zellausscheidungen nicht zu übersehen. Das ist in der Regel der Fall, wenn der frisch gelassene Urin in mehreren Gesichtsfeldern unter dem Mikroskop im Mittel mehr als 5 Zellen aufweist. Die exakte Erfassung der Leukocytenexkretion in einem bestimmten Zeitabschnitt nach der Zählkammermethode ist aufwendig und differentialdiagnostisch relativ unergiebig, so daß diese Methode für die Praxis weniger zu empfehlen ist. Ähnlich wie die Erythrocytencylinder sind auch *Leukocytencylinder* ein guter Hinweis für eine Nierenparenchyminfektion, weswegen sie Beachtung verdienen, wenn sie zufällig entdeckt werden. Eine systematische Suche danach lohnt sich aber aus denselben Gründen, wie sie für die Erythrocytencylinder angegeben wurden, nicht. Die Anreicherung von Zellen mittels Zentrifugation erlaubt keine quantitativen Aussagen, wenn nicht exakte

Untersuchungsbedingungen (definierte Urinmengen, definierte Zentrifugendrehzahl und -zeit) eingehalten werden. Der praktische Wert der Zellanreicherung ist zu gering, um den Aufwand zu rechtfertigen.

3.3. Bestimmung des Keimgehaltes im Urin

Die Bestimmung des Keimgehaltes im Urin ist neben dem Nachweis der Proteinurie heute wohl die wichtigste nephrologische Aufgabe des Arztes in der allgemeinmedizinischen Praxis.

Mit Hilfe der Eintauchnährböden vom Typ des Uricult-Testes (Boehringer, Mannheim) ist es heute möglich, in jeder Arztpraxis mit geringen Kosten eine befriedigende quantitative bakteriologische Urinuntersuchung durchzuführen, welche fast so einfach ist wie der Eiweißtest im Urin (s. Abb. 2). Es müssen lediglich einige bakteriologische Grundregeln berücksichtigt werden.

Tabelle 4. Grundregeln für die bakteriologische Urinuntersuchung

- ▶ Eine Keimbesiedlung des Harntraktes (einschl. der Niere) geht meist mit einer massiven Bakteriurie einher, welche fast immer mehr als 100 000 Keime/ml Urin ausmacht. Weniger als 100000 Keime/ml bedeuten u.U., daß der Urin nur mit Keimen kontaminiert wurde, nachdem er die Blase keimfrei verlassen hat.
- ▶ Keime vermehren sich rasch im Urin. Läßt man Urin, der mit nur wenigen Keimen verunreinigt ist, z. B. über Nacht stehen, kann eine ursprünglich niedrigere Keimzahl auf über 100000/ml angestiegen sein und Anlaß zu einer falsch-positiven Befundung geben.
- ▶ Ohne Bestimmung der Keimkonzentration im Urin ist ein bakteriologischer Befund nahezu wertlos.

Daraus ergeben sich folgende Forderungen:

- ▶ Der Urin sollte so kontaminationsarm wie möglich gewonnen werden.
- ▶ Der frisch gewonnene Urin sollte unverzüglich auf das bakteriologische Nährmedium gebracht werden, bevor sich etwa darin enthaltene Keime vermehren können.

Diese Forderungen sind zu erfüllen, wenn folgendermaßen in der Praxis vorgegangen wird:

3.4. Uringewinnung mit der vereinfachten Mittelstrahltechnik

Der Patient bekommt einen keimarmen Einmalbecher mit einer weiten Öffnung (z. B. Eisbecher vom Großhändler) und wird angewiesen, die erste Harnportion in die Toilette laufen zu lassen und den nachfolgenden Harnstrahl aufzufangen. Komplizierte Anforderungen an die Mittelstrahltechnik, wie Waschen der Genitalregion, Spreizen der Labien etc., sind routinemäßig in der Arztpraxis kaum einzuhalten und sind nach eigenen Untersuchungen auch nicht unbedingt erforderlich.

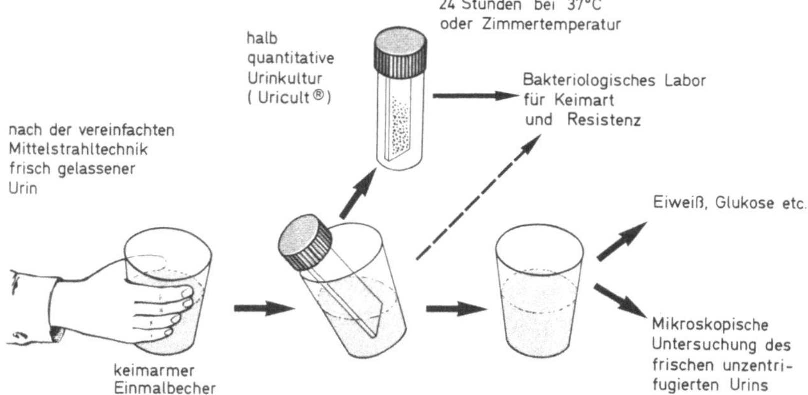

Abb. 1. Einfache Routineuntersuchung des Urins in der Praxis

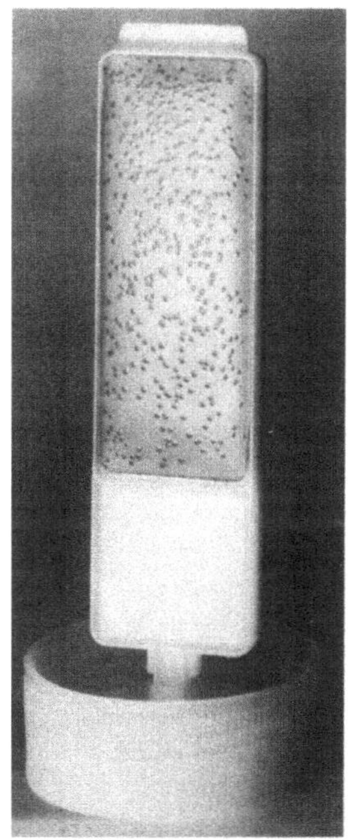

Abb. 2. Handelsüblicher Eintauchnährboden zur Anfertigung einer Urinkultur im normalen Praxislabor. Der mit zwei verschiedenen Nährböden beschichtete Plastikträger wird in den frisch gelassenen Urin getaucht und 24 Std. bei Zimmertemperatur oder in einem kleinen Brutschrank bebrütet. Danach wird die Zahl der Bakterienkolonien an Hand einer mitgelieferten Vergleichsskala ermittelt

In den gelassenen Urin wird ein Nährbodenträger (z. B. Uricult, Boehringer, Mannheim; Urotube, Roche; Urifekt, Haury; Dip Slide, Oxoid; Merckognost Bakteriurie, Merck) getaucht und zur Bebrütung 24 Std. in einem kleinen Brutschrank oder bei Zimmertemperatur aufgestellt. Der übrige Urin kann zur normalen Urinanalyse mit Teststäbchen und zur Bestimmung der Leukocytenzahl verwandt werden, wie in Abb. 1 schematisch dargestellt ist. Die Urinkultur kann am nächsten Tag beurteilt werden. Es kommt nun ganz entscheidend auf die im Milliliter Urin enthaltene Keimzahl an. Diese ist beim Uricult-Verfahren, mit welchem wir überwiegend Erfahrungen gesammelt haben, mit einer für klinische Zwecke absolut ausreichenden Genauigkeit abzulesen. Wichtig ist, daß der Urin, sofort nachdem er gelassen wurde, auf den Nährboden kommt (von zuhause mitgebrachter Urin sollte nicht dafür benutzt werden!) und daß die Ablesung möglichst bald nach Ablauf der 24 Std. Bebrütungszeit erfolgt.

Finden sich im Mittelstrahlurin keine oder weniger als 10^4 Keime/ml Urin, so kann man sich in der Regel mit dem Ergebnis zufriedengeben und einen floriden Harnwegsinfekt ausschließen. Finden sich mehr als 10^4 Keime/ml, muß die Urinkultur wiederholt werden. Bestätigt sich der erste Befund und bestehen

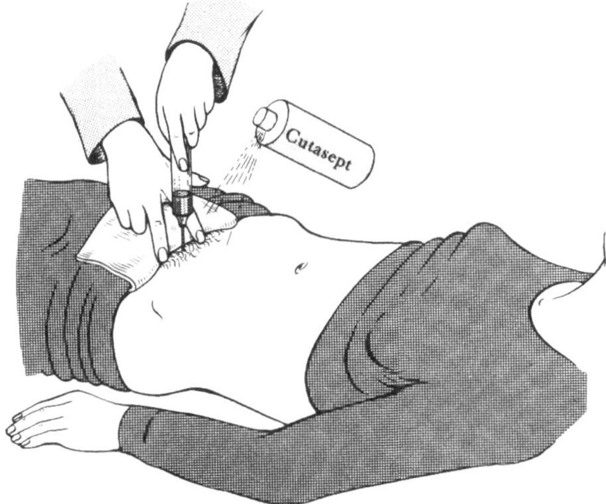

Abb. 3. Blasenpunktion. Vorgehen: ½ l Wasser oral, starker Harndrang in 1–2 Std. Zur Urinaspiration geht man mit einer 10 ml-Spritze und normaler Venenpunktionsnadel senkrecht oberhalb der Symphyse, Nadelspitze leicht caudalwärts gerichtet ein. Nach der Punktion Blase entleeren lassen

auch sonst Hinweise für eine Harnwegserkrankung, sollte ein nephrologisch versierter Kollege zu Rate gezogen werden, es sei denn, es handelt sich um eine akute Pyelonephritis mit typischen klinischen Symptomen, welche einer sofortigen Therapie bedarf.

3.5. Suprapubische Blasenpunktion

Ist der bakteriologische Befund fraglich, kommt die Uringewinnung mittels suprapubischer Blasenpunktion in Frage. Diese Methode ist in Abb. 3 dargestellt. Sie ist wohl erprobt, liefert absolut kontaminationsfreien Urin, belästigt den Patienten nicht mehr als eine Venenpunktion und zeichnet sich durch eine sehr geringe Komplikationshäufigkeit aus. Sie kann von jedem Arzt erfolgreich und nahezu gefahrlos durchgeführt werden und ist der heute noch weit verbreiteten bedenkenlosen Blasenkatheterung für diagnostische Zwecke vorzuziehen. Die Blasenkatheterung zur Gewinnung einer Harnprobe sollte den darin geübten und dafür optimal ausgestatteten Urologen und Gynäkologen vorbehalten bleiben. Es ist zu beachten, daß ein Punktionsurin im Gegensatz zum Mittelstrahlurin auch schon dann pathologisch zu bewerten ist, wenn weniger als 10^4 Keime pro ml darin enthalten sind, was allerdings bei echten Harnwegsinfektionen selten vorkommt. Normaler Blasenurin ist steril, so daß jedem Keimbefund im Punktionsurin nachgegangen werden sollte.

4. Blutchemische Befunde

Unter den blutchemischen Befunden, welche zum Leitsymptom einer Nierenerkrankung werden können, wurde schon der Hb-Gehalt erwähnt: Jede chronische Niereninsuffizienz geht mit einer „renalen Anämie“ einher, wenn man von gelegentlichen Ausnahmen bei Patienten mit Cystennieren absieht. Andere blutchemische Befunde, die in der Regel nicht in der allgemeinmedizinischen Praxis erhoben werden, können ebenfalls den Hinweis auf eine Nierenerkrankung geben: Hypokaliämie, Erniedrigung des Blut pH-Wertes oder seltener auch Hyponatriämie bei interstitiellen Nephritiden infolge einer tubulären Partialinsuffizienz. Weiterhin kommt es bei zunehmender Einschränkung der glomerulären Filtration zur Erhöhung des Kreatinin- und Harnstoffspiegels, zur Hyperphosphatämie und Hyperkaliämie. Auch die Hypocalcämie infolge Vitamin-D-Fehlverwertung durch die geschädigte Niere gehört zu den typischen Befunden schon bei leichter Niereninsuffizienz. Eine erhöhte alkalische Phosphataseaktivität im Blut kann als Hinweis auf einen gesteigerten Knochenumbau die Aufmerksamkeit auf eine renale Osteopathie lenken. Seltener tritt als Leitsymptom einer Nierenkrankheit die Hypalbuminämie und Dysproteinämie sowie Hyperlipidämie des nephrotischen Syndroms auf — hier führen eher ausgeprägte Ödeme den Patienten zum Arzt.

5. Spezialuntersuchungen

Als Spezialuntersuchungen sind in diesem Zusammenhang die Clearance-Untersuchungen, Röntgen- und Isotopenuntersuchungen sowie die Nierenbiopsie gemeint.

5.1. Clearance-Untersuchungen

Die klassischen *Clearance-Verfahren* — Inulin- und PAH-Clearance — werden heute nur noch in wenigen Krankenhäusern und dann meist mehr aus wissenschaftlichen Gründen angewandt. In der Klinik reicht die Bestimmung der endogenen Kreatinin-Clearance, welche den Vorteil der erheblich einfacheren Durchführbarkeit und der geringeren Patientenbelastung und -gefährdung hat, da keine Blasenkatheterung und keine Dauertropfinfusion erforderlich sind. Die Inulin- und Kreatinin-Clearance geben die glomeruläre Filtrationsrate, d. h. die Menge des pro min gebildeten Primärharns an und sind daher ein gutes Maß für die Nierenfunktion.

5.2. Ausscheidungsurographie

Die Röntgenuntersuchung des Harntraktes besteht in erster Linie in der Ausscheidungsurographie, meist als intravenöses Pyelogramm (IVP) bezeichnet. Dazu werden 40 ml oder mehr eines harngängigen Kontrastmittels intravenös injiziert oder in verdünnter Form in 250 ml Flüssigkeit als Kurzinfusion verabreicht. Letztere Applikationsform hat bei einseitiger Nierenfunktionsstörung den Vorteil, daß durch das protrahierte Kontrastmittelangebot auch die ausscheidungsgestörte Niere Zeit genug tat, Kontrastmittel anzureichern und dadurch röntgenologisch sichtbar wird.

Tabelle 5. Bedeutung des Ausscheidungsurogramms (s. hierzu auch Abb. 4)

Die wichtigsten Fragen, die das IVP beantworten kann
- ▶ Sind zwei funktionierende Nieren vorhanden?
- ▶ Wo liegen sie?
- ▶ Wie groß sind sie?
- ▶ Wie sind sie geformt?
- ▶ Bestehen Anomalien des ableitenden Harntraktes?
- ▶ Liegen Harnsteine vor und sind sie röntgenschattengebend oder nicht?

Indikationen zum IVP
- ▶ Bei jeder arteriellen Hypertonie ungeklärter Genese
- ▶ immer bei Verdacht auf Nephrolithiasis
- ▶ bei Mikro- und Makrohämaturie und bei jeder frisch diagnostizierten Bakteriurie
- ▶ bei anderen ungeklärten Nierenerkrankungen

Absolute und relative Kontraindikationen zum IVP
- Jodallergie
- wenn bei Verdacht auf eine Schilddrüsenfunktionsstörung in den nächsten 3 Monaten ein Radio-Jod-Test durchgeführt werden muß
- Schwangerschaft im 1. und 2. Trimenon
- bei Verdacht auf Plasmocytomniere (Proteinurie vor IVP abklären!)

Ausscheidungsurogramme sollten u. a. wegen der Röntgenexposition nur mit gezielter Indikation durchgeführt werden. Ganz allgemein werden die Patienten zu sehr mit Ausscheidungsurogrammen belastet. Mehrere intravenöse Pyelogramme in einem Jahr sind — außer gelegentlich bei Nephrolithiasis — kaum je gerechtfertigt. Vor allem könnten dem Patienten viele Wiederholungsuntersu-

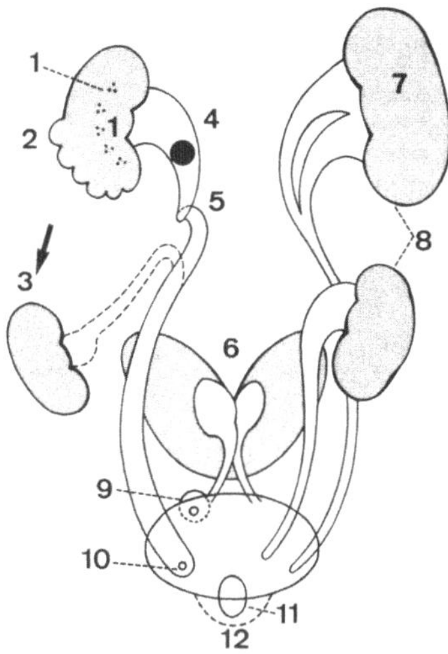

Abb. 4. Ursachen von Behinderungen des Harnabflusses, welche in der Ausscheidungsurographie zur Darstellung kommen können. *1* – Markschwammniere, Nephrocalcinose *2* – Cystennieren, Nierencysten *3* – Senknieren *4* – Nierenbecken- und Harnleitersteine *5* – Ureterknickungen (aberrierende Gefäße) *6* – Hufeisenniere *7* – Langniere mit doppeltem Nierenbecken *8* – Doppelniere mit Ureterfissus oder getrennten Harnleitern *9* – Blasendivertikel *10* – Ureterstenosen oder vesicoureteraler Reflux *11* – Blasentumoren, Prostatatumoren, Blasensteine *12* – Cystocele bei Frauen

chungen erspart werden, wenn bereits vorhandene Röntgenbilder dem weiterbehandelnden Kollegen zugeschickt werden, bevor dieser sich entschließt, erneut eine Röntgenuntersuchung anzuordnen.

5.3. Isotopennephrographie

Zur Verlaufskontrolle besser geeignet als die Röntgendarstellung des Harntraktes ist in den meisten Fällen das *Isotopennephrogramm.* Hierbei werden dem Pa-

Tabelle 6. Bedeutung des Isotopennephrogramms

Fragen, die das Isotopennephrogramm besonders gut beantworten kann
- ▶ Ist eine annähernd normale tubuläre Sekretion bds. vorhanden?
- ▶ Ist der Harnabfluß bds. ungestört?

Indikationen zum Isotopennephrogramm
- ▶ Verdacht auf Nierenstein und andere Ursachen einer möglichen Harnabflußbehinderung

tienten 1—2 ml einer Lösung mit Jod-131-markiertem Hippuran intravenös verabreicht und der Aktivitätsablauf über den Nieren mit zwei getrennten Meßsonden registriert.

Informationen, die nur das Isotopennephrogramm (ING) oder nur das intravenöse Pyelogramm (IVP) geben können:

ING	*IVP*
Nachweis einer tubulären Sekretion bei akuter Anurie. (Dieser Befund beweist eine postrenale Harnabflußbehinderung, z.B. durch Harnleiterstein oder massiver Uratausfällung in den Sammelröhrchen der Niere infolge akuter Hyperurikämie.)	Größe, Form und Lage der Nieren und des Nierenbeckenkelchsystems. Position von Harnsteinen.

Zusätzlich wird häufig noch ein *Nierenszintigramm* angefertigt. Das Nierenszintigramm kann Auskunft geben über die Form, Lage und Größe sowie die funktionelle Aktivität des Nierengewebes. Es lassen sich funktionslose Areale z. B. infolge großer Cystenbildungen in der Niere oder infolge Niereninfarktes darstellen. Das Nierenszintigramm liefert nur relativ selten eine zusätzliche wichtige Information zum IVP und Isotopennephrogramm.

5.4. Renovasogramm

Die röntgenologische Darstellung der Nierenarterien und des intrarenalen Gefäßbaumes mit Kontrastmitteln ist heute in vielen Kliniken zur Routinemethode geworden. Die Kontrastmittelfüllung der Nierenarterien erfolgt mit Hilfe eines von der A. femoralis in die untere Aorta vorgeschobenen Katheters, welcher auch die selektive Darstellung der Nierenarterien erlaubt.

Tabelle 7. Häufigste Indikationen zum Renovasogramm

- ▶ Verdacht auf Nierenarterienstenose bei Hypertonus
- ▶ Verdacht auf raumfordernden Prozeß (Tumor, Cyste)

Der arteriographische Nachweis einer *Nierenarterienstenose* ist nur sinnvoll, wenn eine operative Konsequenz zu erwarten ist. Dies ist in der Regel nur der Fall bei Patienten unter 45 Jahren mit schwerem Hypertonus ohne Niereninsuffizienz.

Der Hinweis auf eine Nierenarterienstenose ergibt sich durch einen anders nicht erklärbaren Hypertonus bei jüngeren Patienten oder ein systolisches Gefäßgeräusch in Nabelhöhe. Seltener führt eine verminderte Durchblutungsamplitude im Isotopennephrogramm oder die verspätete Anfärbung der betroffenen Niere im intravenösen Pyelogramm (sog. Frühurogramm) auf die Spur.

Der Verdacht auf einen Nierentumor ergibt sich entweder bei unklarem Palpationsbefund im li. oder re. Oberbauch, bei entsprechenden Befunden im IVP und Nierenszintigramm oder aufgrund einseitiger Hämaturien.

5.5. Nierenpunktion

Die Nierenpunktion steht am Ende der Skala differentialdiagnostischer Eingriffe und wird grundsätzlich nur einseitig bei Verdacht auf einen doppelseitigen Nierenparenchymschaden durchgeführt, wenn gesichert ist, daß zwei gut funktionierende Nieren vorliegen. Die Punktion erfolgt in der Regel in Bauchlage des Patienten vom Rücken her am besten unter Röntgenkontrolle, nachdem die Nieren durch Kontrastmittelinfusion oder durch ein Retropneumoperitoneum sichtbar gemacht wurden.

Tabelle 8. Typische Nierenkrankheiten, welche ohne Nierenpunktion meist nicht sicher diagnostiziert werden können

- Glomerulonephritis mit Sonderformen
- Amyloidniere
- diabetische Nephropathie
- benigne und maligne Nephrosklerose, z. B. im Rahmen einer Bluthochdruckerkrankung
- Lupus erythematodes mit Nierenbeteiligung

Weniger sicher ist die Diagnose mittels Nierenpunktion bei den meist herdförmigen interstitiellen Nephritisformen zu stellen, da hier der gewonnene Nierenpunktionszylinder nicht repräsentativ für das ganze Organ ist. Dies trifft z. B. zu bei der Pyelonephritis, Nephropathie nach Analgeticaabusus und der Gichtnephropathie.

Tabelle 9. Bedeutung der Nierenbiopsie

Indikation zur Nierenbiopsie

▶ Zur Abklärung einer Proteinurie und Erythrocyturie, wenn bei letzterer eine einseitige Blutung sowie eine urologische Ursache (Stein, Tumor etc.) und eine Tuberkulose nicht nachgewiesen werden können.

Relative und absolute Kontraindikationen

- Blutgerinnungsstörung
- erheblicher, unbehandelter Hypertonus
- Einnierigkeit
- Niereninsuffizienz
- herdförmige Nierenerkrankungen

Gefahren der Nierenpunktion

- Schwere perirenale Blutung mit Kollaps und Notwendigkeit der Nierenexstirpation (sehr selten).

II. Das nephrotische Syndrom

1. Ätiologie und Pathogenese

Das nephrotische Syndrom ist als gemeinsames klinisches Erscheinungsbild einer Reihe verschiedener glomerulärer Nierenerkrankungen zu verstehen. In Tabelle 10 sind die häufigsten Ursachen des nephrotischen Syndroms zusammengefaßt. Die Entstehung dieses Syndroms beruht immer auf einer pathologisch gesteigerten Eiweißdurchlässigkeit der Glomerula und dem daraus resultierenden Verlust von Serumproteinen (vorwiegend Albuminen), obwohl nicht alle Symptome des nephrotischen Syndroms damit zwangslos erklärt werden können.

Tabelle 10. Häufigste Ursachen des nephrotischen Syndroms

- Glomerulonephritis mit ihren Sonderformen
- Amyloidniere (PCP, Morbus Bechterew, chronische Eiterungen wie Osteomyelitis, Cholesteatom, Tbc)
- Diabetische Glomerulosklerose
- Lupus erythematodes
- Nierenvenenthrombose

2. Symptome und Verlauf

Leitsymptome des nephrotischen Syndroms sind die oft massiven Ödeme, welche mehr als 20% des normalen Körpergewichts ausmachen können. Der wichtigste und ohne jeden Aufwand zu erhebende Laborbefund ist der Nachweis von Eiweiß im Urin — meist massive Eiweißreaktion. Die blutchemische Analyse zeigt typischerweise eine Hypalbuminämie (meist unter 2 g %), eine Dysproteinämie und eine Hyperlipidämie (Cholesterin und Neutralfette erhöht). Kommt dazu eine Proteinurie von mehr als 3 g/24 Std., so ist die Diagnose eines nephrotischen Syndroms gesichert. Die glomeruläre Filtrationsrate (Kreatinin-Clearance) ist in der Regel normal. Etwa die Hälfte aller Patienten mit nephrotischem Syndrom haben einen erhöhten Blutdruck. Das nephrotische Syndrom weist immer auf eine ernsthafte Nierenerkrankung hin und bedarf einer exakten Differentialdiagnostik (typische Indikation zur Nierenpunktion) und Therapieeinleitung unter stationärer Kontrolle.

Tabelle 11. Hauptmerkmale des nephrotischen Syndroms

- ▶ Ödeme (häufig massiv ausgeprägt)
- ▶ Proteinurie (Eiweißreaktion im Urin stark positiv, mehr als 3 g pro Tag)
- ▶ Hypalbuminämie (meist weniger als 2 g %, z. B. in der Eiweißelektrophorese bei 5 g % Gesamteiweiß nur 40 Relativ-% Albumine)
- ▶ Hyperlipidämie (meist erheblich erhöhte Triglycerid- und Cholesterinwerte im Serum)

3. Therapie

Eine kausale Therapie ist — abgesehen von einer gelegentlich erfolgreichen Thrombolyse bei Nierenvenenthrombose — nicht möglich. Das gilt auch für das nephrotische Syndrom bei bestimmten Glomerulonephritisformen, bei denen durch Cortison und Azathioprin (Imurek) vorübergehend dramatische Besserungen im klinischen Erscheinungsbild erzielt werden können.

Die symptomatische Therapie hat vor allem die Beseitigung der behindernden Ödeme zum Ziel. Dies gelingt durch folgende Maßnahmen:

1. Verminderung der Proteindurchlässigkeit der Glomerula durch Cortison, Azathioprin (Imurek) oder Indomethacin (Amuno). Diese Medikamente sind leider nur bei bestimmten Glumeronephritisformen (minimal change Glomerulonephritis) und der Lupusnephritis erfolgversprechend.
2. Ödemausschwemmung durch Natriumrestriktion, Diuretica (Aldactone, Lasix etc.) und Bettruhe.
3. Erhöhung des kolloidosmotischen Drucks des Blutes durch Plasmainfusionen oder Plasmaexpander wie Macrodex, vorzugsweise letzteres.

Es ist hier vor allem vor der kritiklosen Anwendung von Cortison über lange Zeit ohne exakte Diagnose des nephrotischen Syndroms und ohne strenge Erfolgskontrolle zu warnen. Läßt sich bei an sich indiziertem Therapieversuch mit Cortison, Imurek und Amuno in 4—6 Wochen keine Verminderung der täglichen Eiweißausscheidung und keine Verbesserung des Bluteiweißbildes erreichen, sollten diese Medikamente abgesetzt werden. Gelegentlich wird das nephrotische Syndrom zu einem hartnäckigen Problem und es kann zu einem hohen Bedarf an onkotisch wirksamen Infusionen kommen. Es ist noch nicht erwiesen, daß z.B. die Anwendung von Macrodex mehrmals wöchentlich über mehrere Wochen bis Monate gefahrlos ist.

III. Die häufigsten Nierenerkrankungen

1. Harnwegsinfektion

Die Diagnose einer Harnwegsinfektion ergibt sich, wenn im Blasenurin, der normalerweise steril ist, Keime gefunden werden. Die Technik der bakteriologischen Harnuntersuchung wurde bereits im Kapitel I.3.3. genauer beschrieben. Der Herd kann in der Niere, im Nierenbeckenkelchsystem, im Harnleiter oder in der Blase liegen. Bei keimhaltigem Mittelstrahlurin von Männern ist auch eine Infektion außerhalb der Blase z.B. in der Prostata oder in den Samenwegen in Erwägung zu ziehen.

Die Differentialdiagnostik des infizierten Blasenurins umfaßt in erster Linie das Urethralsyndrom und die Cystitis, die akute und chronische Pyelonephritis und die sog. asymptomatische Bakteriurie.

Tabelle 12. Differentialdiagnose der Bakteriurie

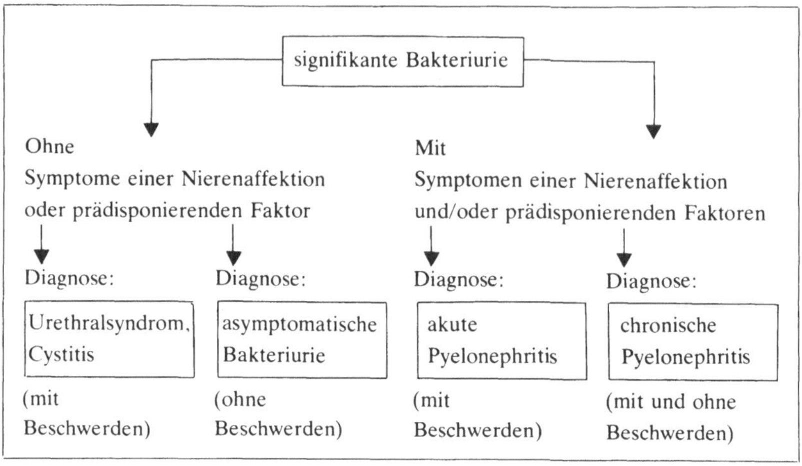

signifikante Bakteriurie

Ohne Symptome einer Nierenaffektion oder prädisponierenden Faktor		Mit Symptomen einer Nierenaffektion und/oder prädisponierenden Faktoren	
Diagnose:	Diagnose:	Diagnose:	Diagnose:
Urethralsyndrom, Cystitis	asymptomatische Bakteriurie	akute Pyelonephritis	chronische Pyelonephritis
(mit Beschwerden)	(ohne Beschwerden)	(mit Beschwerden)	(mit und ohne Beschwerden)

1.1. Urethralsyndrom, Cystitis

Das Urethralsyndrom und die Cystitis sind relativ häufige Erkrankungen der Frauen im geschlechtsreifen Alter. Die typischen Beschwerden der betroffenen Frauen, Dysurie und Pollakisurie sind jedem Arzt geläufig. Die Frauen geben spontan oder auf Befragung an, daß diese Beschwerden durch Kohabitation, kaltes Wetter, psychischen Streß, Allergie, nach Blasenkatheterung oder durch die Menstruation ausgelöst werden. Das rezidivierende Urethralsyndrom ist auch häufig Ausdruck einer Neurose.

In etwa 50% der Fälle geht das Urethralsyndrom mit einer signifikanten Bakteriurie einher. Frauen, welche sich erstmals mit einem Urethralsyndrom präsentieren und eine signifikante Bakteriurie aufweisen, müssen auf prädisponierende Faktoren untersucht werden (wie im nächsten Kapitel bei der akuten und chronischen Pyelonephritis erläutert wird). Beim Urethralsyndrom finden sich keine Hinweise einer Nierenerkrankung, d. h. keine Schmerzen in der Nierengegend, keine Leukocytencylinder und kein Eiweiß im Urin, keine Einschränkung der glomerulären Filtrationsrate (Serum-Kreatinin oder Kreatinin-Clearance) und keine Störung tubulärer Partialfunktionen (Konzentrationsfähigkeit, Regelung des Säure-Basen- und Elektrolythaushaltes).

Wenn eine Bakteriurie vorliegt, bessert jedes harngängige antibakterielle Chemotherapeuticum die Symptome. Außerdem können bei den oft lästigen Blasentenesmen Spasmolytica und lokale Wärme eine sehr wohltuende Wirkung haben. Rezidivprophylaxe ist eigentlich nur beschränkt möglich, z. B. durch Tragen warmer Unterwäsche. Bei Neurotikern ist die Verordnung von Valium zu empfehlen.

Die Diagnose eines Urethralsyndroms oder einer banalen rezidivierenden Cystitis sollte nicht gestellt werden ohne daß wenigstens einmal eine cystoskopische Untersuchung durch den Urologen erfolgt ist (s. hierzu auch das Kap. Blasenentzündung im Abschn. Urologie).

1.2. Akute Pyelonephritis

1.2.1. Ätiologie und Pathogenese

Die Pyelonephritis stellt eine durch bakterielle Infektion des Nierenparenchyms (vorwiegend des Nierenmarkes) hervorgerufene interstitielle Nephritis dar. Die Keime können retrograd über die ableitenden Harnwege, auf dem Blutweg und wahrscheinlich auch über die Lymphbahnen in die Niere eindringen. In einer normalen Niere mit normalem Harntrakt kommt es allerdings nur sehr schwer zu einer Infektion. Vor allem bei Männern gilt die Regel, daß eine Pyelonephritis immer einen prädisponierenden Faktor hat. Als prädisponierende Faktoren von Harnwegsinfektionen kommen vor allem Behinderungen des Harnabflusses in Frage. Dabei kann es sich um eine Behinderung bereits auf der Ebene der Sammelröhrchen in der Niere handeln, wie bei Nierencysten, oder an jeder beliebigen Stelle des ableitenden Harnsystems weiter distal. Die häufigsten im Röntgenbild erkennbaren Behinderungen des Harnabflusses sind in Abb. 4 dargestellt. Eine typische Prädisposition zur Harnwegsinfektion stellen die Harnsteine dar. Als Prädisposition zur Pyelonephritis gelten aber auch der Diabetes mellitus, die Phenacetinniere, die Gichtniere und die Schwangerschaft.

1.2.2. Symptome und Verlauf

Die akute Pyelonephritis tritt plötzlich auf, betrifft vorwiegend Frauen zwischen dem 15. und 40. Lebensjahr und bleibt häufig ein einmaliges Ereignis. Die Erkrankung pflegt gut auf antibakterielle Chemotherapeutica anzusprechen und führt meist zur komplikationslosen Ausheilung.

Gelegentlich kann die akute eitrige Pyelonephritis aber auch zu einem lebensbedrohlichen Krankheitsbild führen und geht dann mit schwerstem Krankheitsgefühl unter dem Bild einer Sepsis mit remittierenden Fieberschüben und toxischer Schädigung der zunächst nicht erkrankten kontralateralen Niere sowie des Gesamtorganismus einher. Besonders gefährlich ist der sog. Endotoxinschock, welcher von den typischerweise krankheitsauslösenden gramnegativen Bakterien hervorgerufen wird und meist den Tod zur Folge hat. Die hochgradig entzündlich veränderten Nieren sind übersät mit zahlreichen Abscessen im Mark- und Rindengebiet (s. auch Abschnitt Urologie S. 130).

Symptome der akuten Pyelonephritis

Schmerzen in der Nierengegend, Dysurie, allgemeines Krankheitsgefühl, gelegentlich mit Fieber und Schüttelfrost.

Deutliche Leukocyturie bis Pyurie, typischer Keimbefund im Urin, Leukocytose mit Linksverschiebung im Blutbild, erhöhte BSG.

1.2.3. Diagnostik

Im akuten Stadium bei typischer Symptomatik genügt meist die mikroskopische Urinuntersuchung, um die Diagnose zu sichern (massive Leukurie). Vor Beginn einer antibakteriellen Behandlung sollte aber unbedingt eine Urinkultur angesetzt werden, die heute ohne Aufwand in jeder Praxis, z. B. mit dem Uricult-Verfahren, durchgeführt werden kann (s. S. 8). Besser ist es allerdings, den Urin zusätzlich in ein bakteriologisches Labor zu schicken, um eine Spezifizierung des Keimes und eine Resistenzbestimmung durchführen zu lassen. Bleibt die antibakterielle Chemotherapie erfolglos, so kann bei der Auswahl des nächsten Chemotherapeuticums auf diese vor der Behandlung angelegte Urinkultur zurückgegriffen werden.

Nach Besserung der Symptomatik, vor allem bei Rezidivneigung, sollte unbedingt ein IVP angefertigt werden, sofern ein solches aus früherer Zeit nicht vorliegt. Damit können die wichtigsten prädisponierenden Faktoren der Pyelonephritis erkannt werden (s. Abb. 4, S. 13).

Durch blutchemische Untersuchung und chemische Urinanalyse sollten die prädisponierenden Faktoren Hyperurikämie und Diabetes mellitus ausgeschlossen werden. Bei Nephrolithiasis ist zusätzlich der Serum-Calciumwert zu bestimmen.

1.2.4. Therapie und Prophylaxe

Therapie

Im akuten Stadium kann man sofort nach Sicherung der Diagnose, auch ohne das Resistenzverhalten des Erregers zu kennen, ein baktericid wirkendes atoxisches Chemotherapeuticum, welches gute Serum- und Gewebsspiegel garantiert, für 1–3 Wochen in hohen Dosen oral verabreichen. Gemeint sind die halbsynthetischen Breitbandpenicilline, wie Ampicillin und Pivampicillin (Binotal, Penbrock, Amblosin bzw. Maxifen, Berocillin) in Dosen von 3–4 g täglich. Bei Penicillinallergie kommt Cephalexin (Oracef) oder Cephradin (Sefril) in Dosen von 4–8 g täglich oral oder das Kombinationspräparat Trimethoprim mit Sulfamethoxazol (Bactrim, Eusaprim) oral in Frage. Letzteres hat vor allem den Vorteil, daß mit 2 × 2 Tabletten täglich ausreichend dosiert werden kann.

Die bakteriostatisch wirkenden Substanzen, wie die Tetracycline und das Chloramphenicol, sollten nur ausnahmsweise gegeben werden. Letzteres auch nur bis zu einer Gesamtdosis von 30 g pro Behandlungskur — wenn andere Medikamente sich als wirkungslos erwiesen haben —, da es bei höherer Dosierung gelegentlich zu irreversiblen Knochenmarksschäden führt. Tetracycline sollten nicht in der Schwangerschaft gegeben werden (s. hierzu auch Tabelle 13).

Tabelle 13. Auswahl der wichtigsten antibakteriellen Chemotherapeutica und Anwendungshinweise zur Behandlung von Harnwegsinfektionen

Für den Regelfall der Pyelonephritis je nach Schweregrad vorzugsweise:	
Pivampicillin	(z. B. Maxifen 3×0,7 g tgl. oral)
Ampicillin	(z. B. Binotal 3–4× tgl. 2 g i. v.)
Cephalosporine	
Cephazolin	(z. B. Gramaxin 1–2 g 3–4 × tgl. i. m.)
Cephalexin	(z. B. Oracef 4×2–4 Tbl. à 0,5 g) tgl. oral – wenig wirksam gegen gramnegative Erreger)
Trimethoprim/ Sulfamethoxazol	(z. B. Bactrim 2×2 Tbl. tgl. oral)
Für gramnegative Problemkeime vorzugsweise:	
Gentamycin	(z. B. Refobacin 40–80 mg alle 8 Std. i. m.) Bei Niereninsuffizienz möglichst nicht geben, notfalls Dosis reduzieren z. B. auf 20 mg alle 8 Std.
Für Urethralsyndrom, Cystitis und Langzeitprophylaxe:	
Nitrofurantoin	(z. B. Furadantin ret. 100 mg 1–2× tgl.)
Nalidixinsäure	(z. B. Nogram 4×1 g tgl. oral)
Bactrim (s. o.)	(2×2 bzw. 2×1 Tbl. tgl.)
Daneben kommen auch andere Penicilline wie Carbenicillin und Penicillin G in hohen Dosen sowie Tetracycline (Vibramycin) und Chloramphenicol in Frage. Streptomycin und Kanamycin sollten wegen der großen toxischen Gefahr bei Niereninsuffizienz gar nicht bei Harnwegsinfektionen gegeben werden.	

Blasentenesmen lassen sich durch Spasmolytica und Wärme auf die Blasengegend lindern.

Jeder Patient mit akuter Pyelonephritis gehört bis zur Symptomfreiheit ins Bett.

Die schwereren Fälle der akuten Pyelonephritis sollten rechtzeitig in eine Klinik eingewiesen werden. Bei dem besonders schweren toxischen Krankheitsbild kann gelegentlich eine Nephrektomie lebensrettend sein.

Prophylaxe

Nach jeder akuten Pyelonephritis muß sorgfältig auf ein Rezidiv der Bakteriurie geachtet werden. Erst wenn 10 Tage nach Absetzen der Antibiotica die erneute Urinkontrolle einen keimfreien Harn ergibt, kann die Behandlung als erfolgreich betrachtet werden. Nach akuter Pyelonephritis sollten die Patienten bis zu einem halben Jahr mehrmals auf eine Bakteriurie untersucht werden.

Wichtigste prophylaktische Maßnahme stellt die Ausschaltung prädisponierender Faktoren, z.B. Steinprophylaxe, operative Korrektur von Harnabflußbehinderungen, Korrektur eines vesico-ureteralen Refluxes oder die Beseitigung einer Cystocele dar.

Über den Wert der Langzeitantibioticabehandlung gehen die Meinungen auseinander. Sie kommt grundsätzlich nur in Frage bei Patienten mit chronisch rezidivierender Harnwegsinfektion und wird dann üblicherweise mit Furadantin, Nogram oder Bactrim durchgeführt. Die ersten beiden Präparate haben die Eigenschaft, hochkonzentriert im Urin angereichert zu werden und baktericid zu wirken. Allerdings erzeugen sie keine hohen Serum- und Gewebsspiegel, so daß sie bei einer akuten Parenchyminfektion der Nieren nicht gut geeignet sind. Beide Medikamente sollten nicht zur Dauerprophylaxe gegeben werden, wenn eine Niereninsuffizienz vorliegt, da sie dann kumulieren und toxische Nebenwirkungen entfalten können (s. hierzu auch Tabelle 13 auf Seite 21).

Langzeitprophylaxe bei rezidivierender Harnwegsinfektion

— Gegeben wird vorzugsweise Nitrofurantoin, z. B. als Furadantin ret. 100 mg täglich (1 Kapsel am Abend), Nalidixinsäure (Nogram) 2 × 1 g täglich (2 × 2 Tabletten) oder das Kombinationspräparat Trimethoprim/Sulfamethoxazol (Bactrim) 2 × 1 Tablette täglich oder 1 Tbl. am Abend.

— Langzeitbehandlung nur wenn unter vorausgegangener Stoßtherapie mit serumwirksamen Chemotherapeutica (Penicillinen und Cephalosporinen) Keimfreiheit des Urins erzielt wurde.

— Langzeitbehandlung für etwa 6 Monate. Kommt es unter der Therapie erneut zur Bakteriurie, ist das Langzeitmedikament abzusetzen und wieder eine hochdosierte Stoßtherapie wie bei der einleitenden Behandlung durchzuführen.

1.3. Chronische Pyelonephritis

1.3.1. Ätiologie und Pathogenese

Die Ätiologie der Erkrankung wird in einer chronischen bakteriellen Infektion des Nierenparenchyms gesehen. In der *Pathogenese* der chronischen Pyelonephritis spielen prädisponierende Faktoren eine entscheidende Rolle, nach welchen gefahndet werden muß. Nur nach Ausschaltung dieser Faktoren besteht Aussicht auf Ausheilung der chronisch rezidivierenden Harnwegsinfektionen. Die Diagnose der chronischen Pyelonephritis ist nicht immer eindeutig zu stellen, da sie klinisch und histologisch von anderen Formen der chronischen interstitiellen Nephritis häufig nicht sicher zu unterscheiden ist, vor allem wenn die Bakteriurie über lange Zeit in den Hintergrund tritt. Andererseits kann jede chronische Nierenschädigung eine Harnwegsinfektion nach sich ziehen, so daß die Gegenwart signifikanter Keimzahlen im Harn nicht beweist, daß diese die auslösende Krankheitsursache darstellen.

Tabelle 14. Symptome des chronischen Harnwegsinfektes

An einen chronischen Harnwegsinfekt ist immer zu denken bei
– allen unklaren Krankheitszuständen, besonders bei Frauen und Kindern
– Schwangerschaft
– jeder Harnwegssymptomatik
– Nephrolithiasis, Gicht, Diabetes, Hypertonus

1.3.2. Symptome und Verlauf

Symptome

Meist besteht nur ein uncharakteristisches Krankheitsgefühl mit Leistungsminderung, seltener sind Harnwegssymptome wie Dysurie oder Schmerzen in der Nierengegend.

Typisch sind auch geringgradiges, phasenweise auftretendes Fieber, erhöhte BSG, seltener Leukocytose im Blut, eher leichte Anämie und entzündliche Zeichen in der Bluteiweißelektrophorese, geringe Leukocyturie und nicht selten erhöhter Blutdruck.

Conditio sine qua non der Erkrankung ist der signifikante Keimbefund im Urin. Im symptomfreien Intervall der sich jahrelang hinziehenden chronischen Pyelonephritis kann vorübergehend auch ein steriler Urin vorliegen.

Verlauf

Gelegentlich kommt es zum unbemerkten Verlauf bis zur schweren Niereninsuffizienz.

Häufiger ist ein Verlauf mit akuten Exacerbationen im Wechsel mit monate- bis jahrelangen symptomarmen Phasen. Bei Exacerbation treten Symptome einer floriden Infektion mit Schmerzen, Unwohlsein, Fieber, Anstieg der meist konstant etwas erhöhten BSG und Leukocytose im Blut auf. Bemerkenswerterweise kommt es nicht selten zu solchen Exacerbationen scheinbar unabhängig von einer konstant auch im klinisch symptomfreien Intervall nachweisbaren signifikanten Bakteriurie, eventuell durch Keimwechsel von einem weniger virulenten zu einem virulenten Stamm.

Mit zunehmendem interstitiellen Nierenschaden kommen klinische Probleme durch tubuläre Partialfunktionsstörungen in den Vordergrund: renale Acidose oder Kaliumverlust führen zu Übelkeit und Appetitlosigkeit, Atemnot und Adynamie und bedürfen symptomatischer Behandlung.

Das Fortschreiten der Erkrankung bis zum völligen Verlust der Nierenfunktion führt nicht selten zur Notwendigkeit der Dauerdialysebehandlung. Dieser Verlauf findet sich überwiegend bei Vorliegen nicht zu beseitigender prädisponierender Faktoren, wie angeborene Nierenmißbildungen, unbehandelbare Steinleiden. Allgemein ist die Niereninsuffizienz bei chronischer Pyelonephritis nur langsam progredient, so daß sich das Insuffizienzstadium bis zum Dauerdialysestadium über viele Jahre hinzuziehen pflegt.

1.3.3. Diagnostik

Wichtigste Maßnahme zur Erfassung einer chronischen Pyelonephritis ist der exakte bakteriologische Nachweis der Harnwegsinfektion, wie auf Seite 8 angegeben wurde. Von differentialdiagnostischem Interesse ist neben der Erfassung der Bakteriurie der Nachweis einer vorwiegend interstitiellen Nierenerkrankung: eingeschränkte Konzentrationsfähigkeit bei noch normalem Glomerulumfiltrat, geringgradige bis fehlende Proteinurie, Neigung zur Acidose schon in der Frühphase der chronischen Niereninsuffizienz oder Neigung zum renalen Kaliumverlust.

Tabelle 15. Zeichen der Nierenaffektion bei signifikanter Bakteriurie

– Proteinurie (Leukocytencylinder)
– pathologisches Isotopennephrogramm
– erhöhtes Serum-Kreatinin
– gestörte tubuläre Partialfunktionen:
Serum-K erniedrigt
Blut pH erniedrigt
Konzentrationsschwäche
– pathologisches i.v.-Pyelogramm

Finden sich Symptome wie bei einer Pyelonephritis ohne signifikante Bakteriurie, so muß an eine andere Form der interstitiellen Nephritis, z. B. Gichtnephropathie oder Nephropathie nach Schmerzmittelabusus gedacht werden.

Über die diagnostische Bedeutung der Leukocyturie finden sich Angaben im Kapitel „Urinbefund" auf Seite 7.

Unerläßlich bei jeder chronisch rezidivierenden Harnwegsinfektion ist die Durchführung eines intravenösen Pyelogramms, um die wichtigsten prädisponierenden Faktoren zu erkennen. Dabei ergeben sich gelegentlich auch differentialdiagnostische Hinweise in Form von Kelchdestruktionen und Papillennekrosen sowie Nierenparenchymnarben, welche typisch für die chronische Pyelonephritis sind. Im Isotopennephrogramm können Veränderungen in der tubulären Sekretions- und Entleerungsphase, besonders wenn sie einseitig oder einseitig betont auftreten, als typisch für interstitielle Nierenerkrankungen gelten. Bei der Glomerulonephritis kommt es erst bei Einschränkung der glomerulären Filtrationsrate zur meist symmetrischen Abflachung des Kurvenverlaufs im Isotopennephrogramm.

Wie bei der akuten Pyelonephritis sind auch bei der chronischen Verlaufsform die prädisponierenden Faktoren Diabetes und Gicht auszuschließen.

1.3.4. Therapie

Die chronische Pyelonephritis erfordert in der Regel eine lebenslange ärztliche Führung des Patienten, da eine Ausheilung der chronisch rezidivierenden Harnwegsinfektion, trotz Anwendung der modernen antibakteriellen Chemotherapeutica, nur selten zu erreichen ist. Dies gilt besonders, wenn eine Harnwegsobstruktion in irgendeiner Form vorliegt, welche nicht beseitigt werden kann (z. B. rezidivierende Nierenbeckensteine). Die Therapie hat zunächst zum Ziel, prädisponierende Faktoren so weit wie möglich auszuschalten. Mit antibakteriellen Chemotherapeutica sollte man eher zurückhaltend umgehen, um dem Patienten nicht zu schaden. Darüber hinaus spielt bei der Behandlung der chronischen Pyelonephritis die symptomatische Therapie von Störungen tubulärer Partialfunktionen eine besondere Rolle.

Tabelle 16. Therapeutische Aufgaben bei der chronischen Pyelonephritis

- Beseitigung prädisponierender Faktoren soweit möglich (enge Zusammenarbeit mit dem Urologen)
- Antibakterielle Chemotherapie mit Zurückhaltung
- Symptomatische Therapie z. B. der Acidose und Hypokaliämie

Zur Beseitigung *prädisponierender Faktoren* kann der Nicht-Urologe beitragen durch Behandlung eines Diabetes mellitus, Senkung des erhöhten Harnsäurespiegels im Serum mit Allopurinol (Zyloric, Urosin) und Neutralisierung des Urins bei Uricopathie.

Der Urologe muß bei allen Behinderungen des Harnabflusses entsprechend S. 13 konsultiert werden und zur Möglichkeit einer operativen Korrektur Stellung nehmen.

Das Hauptproblem stellt die *antibakterielle Chemotherapie* dar. Der vereinfachte Nachweis der Bakterien im Urin und die große Auswahl an antibakteriellen Chemotherapeutica verleiten dazu, immer wieder ein anderes Chemotherapeuticum zu verschreiben, da es selten gelingt, die Bakteriurie für längere Zeit zu beseitigen. Wenn man — wie zu fordern ist — häufig Resistogramme im bakteriologischen Labor anfertigen läßt, kann man beobachten, daß sich dabei allmählich immer mehr hochresistente Problemkeime einstellen, welche nur noch gegen potentiell toxische Substanzen wie Colistin und Kanamycin empfindlich sind oder gegen Furadantin und Nalidixinsäure, welche beide wegen fehlender Serum- und Gewebsaktivität nicht zur Behandlung von Nierenparenchyminfektionen geeignet erscheinen.

Überläßt man die Keime sich selbst, so kommt es zu spontanen Erregerwechseln, und es können sich sogar ohne Chemotherapie vorübergehend Phasen mit keimfreiem Urin einstellen. Man sollte demnach bei therapieresistenten Bakteriurien eher alle Chemotherapeutica fernhalten — solange keine klinischen Symptome einer floriden Infektion mit entsprechenden Beschwerden und Laborbefunden vorliegen — als etwa das Risiko einer toxischen Nebenwirkung eines Chemotherapeuticums einzugehen. Die Gefahr schwerwiegender Nebenwirkungen ist besonders groß, wenn bei eingeschränkter Nierenfunktion Aminoglykoside wie Kanamycin, Streptomycin oder Gentamycin gegeben werden.

Vor allem Kanamycin und Streptomycin sollten wegen der Möglichkeit einer irreversiblen Ertaubung und wegen des fraglichen Nutzens der Chemotherapie bei chronischer Pyelonephritis grundsätzlich nicht angewandt werden.

Symptomatische Therapie

Neben der antibakteriellen stellt die *symptomatische Therapie* bei weiter fortgeschrittenen Fällen der chronischen Pyelonephritis mit beginnender Einschränkung der glomerulären Filtrationsrate eine wichtige Aufgabe dar. Besonders zu erwähnen ist die metabolische Acidose bei chronischer Pyelonephritis, welche den körperlichen Allgemeinzustand durch Schwächegefühl, Übelkeit und Appetitlosigkeit erheblich beeinträchtigen kann. Die Erfassung dieses Zustandes mit der Blutgasanalyse erfordert jedoch die Überweisung des Patienten in eine gut ausgestattete Klinik. Der therapeutische Effekt oral zugeführter Puffersubstanzen, wie etwa Acetolyt 3–6 Meßbecher tgl., kann den Patienten aber innerhalb von 1–2 Tagen von seinen gravierenden Symptomen befreien. Andererseits ist es wohl nicht notwendig, jede Acidose zu behandeln, solange die Patienten keine entsprechenden Symptome zeigen. Die Hypokaliämie wird ebenfalls gelegentlich zum therapeutischen Problem einer chronischen Pyelonephritis und führt zur Adynamie. In der Regel gelingt es, durch orale Kaliumsubstitution den Mangel auszugleichen.

1.4. Asymptomatische Bakteriurie

Der Begriff der asymptomatischen Bakteriurie ist bisher nicht allgemeingültig definiert. Er soll besagen, daß eine signifikante Bakteriurie vorliegt, der aufgrund des Fehlens sonstiger Befunde einer Harnwegsinfektion kein Krankheitswert beigemessen wird. Wegen der vagen Begriffsbestimmung finden sich in der Literatur auch widersprüchliche Angaben über Häufigkeit und klinische Bedeutung dieses Befundes. Für die Diagnose der asymptomatischen Bakteriurie sollten möglichst strenge Kriterien angewandt werden (s. Tabelle 17), um einer leichtfertigen Bagatellisierung vorzubeugen.

Tabelle 17. Die „asymptomatische Bakteriurie“ im strengen Sinn

Eine „asymptomatische Bakteriurie“ im strengen Sinn besteht nur, wenn – eine signifikante Keimzahl im Urin ausgeschieden wird, dabei aber – kein Hinweis auf eine Harnwegserkrankung in Anamnese und Beschwerdebild des Patienten besteht und – kein objektiver Hinweis auf eine Harnwegserkrankung vorliegt und auch – kein typischer zur Harnwegsinfektion prädisponierender Faktor (z. B. Doppelniere oder Schwangerschaft) vorhanden ist.

Demnach sollte auch die Bakteriurie in der Schwangerschaft nicht als asymptomatisch bezeichnet werden, selbst wenn keine Nieren- oder Blasenaffektion und keine Leukocyturie nachweisbar sind. Diese sog. asymptomatische Bakteriurie in der Schwangerschaft sollte behandelt werden, da sie unbehandelt häufig eine akute Pyelonephritis nach sich zieht.

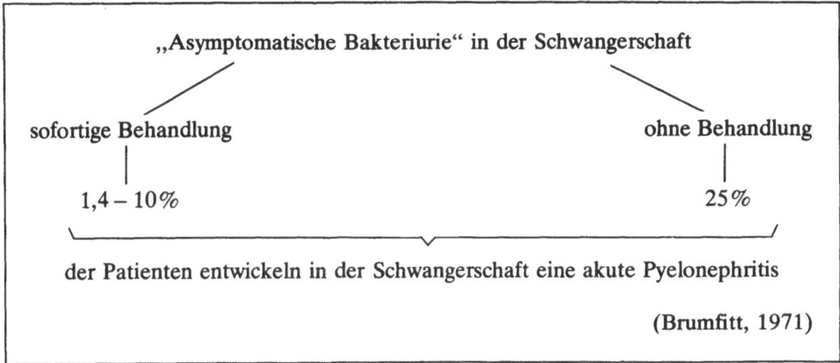

Im übrigen ist die Bedeutung der asymptomatischen Bakteriurie noch unklar. Das Problem stellte sich erst in den letzten Jahren, seit epidemiologische Feldstudien über die Häufigkeit der Bakteriurie in der Bevölkerung gemacht wurden.

Es ist zunächst zur Zurückhaltung mit der antibakteriellen Chemotherapie und zu längerer Beobachtung zu raten. Bleibt die Bakteriurie über Wochen und Monate konstant nachweisbar, so ist ein Sanierungsversuch mit einer antibakteriellen Stoßtherapie, wie im Vorangegangenen beschrieben, gerechtfertigt.

2. Glomerulonephritis

Die Glomerulonephritis ist eine immunologisch ausgelöste glomeruläre Nierenerkrankung, welche entweder akut mit relativ guter Prognose oder chronisch mit ungünstiger Prognose auftritt und stets beide Nieren betrifft. Eine Sonderstellung nimmt das klinische Bild der rapid progressiven Glomerulonephritis mit rascher Zerstörung beider Nieren ein; dieser Verlauf wurde früher als subakut bezeichnet. Für die allgemeinmedizinische Praxis spielt die akute Poststreptokokken-Glomerulonephritis eine besondere Rolle, da sie ganz überwiegend vom Hausarzt diagnostiziert werden muß. In den Krankenhäusern, auch auf nephrologischen Spezialabteilungen, werden Patienten mit akuter Glomerulonephritis kaum gesehen.

2.1. Akute diffuse Glomerulonephritis

(Siehe Seite 87)

2.2. Chronische Glomerulonephritis

2.2.1. Ätiologie und Pathogenese

Die Anwendung moderner Untersuchungsverfahren wie Lichtmikroskopie am Dünnschnitt, Elektronenmikroskopie und Immunfluoreszenzmikroskopie am

Nierenpunktionsmaterial haben zwar eine Fülle an morphologischen Beobachtungen gebracht und eine hochdifferenzierte histologische Klassifikation der Glomerulonephritis ermöglicht, aber Ursache und Entwicklungsgang sowie klinische Bedeutung dieser Befunde sind im einzelnen noch nicht geklärt. Nur bei einem geringen Teil der chronischen Glomerulonephritis (CGN) dürfte es sich um das Folgestadium einer früher durchgemachten, nicht ausgeheilten akuten Glomerulonephritis handeln. Der Antistreptolysintiter ist meistens normal.

2.2.2. Symptome und Verlauf

Die CGN wird typischerweise zufällig entdeckt, macht im Frühstadium keine Beschwerden und betrifft in der Regel Patienten, welche sich nicht erinnern können, je zuvor eine Nierenerkrankung gehabt zu haben. Leitsymptom der CGN ist eine Proteinurie oder Erythrocyturie, seltener ein erhöhter Blutdruck. Diese Symptome werden z. B. häufig bei der Musterung, bei Einstellungsuntersuchungen oder Abschluß einer Lebensversicherung erstmals festgestellt.

Jede Proteinurie ist verdächtig auf eine CGN. Die Diagnose „orthostatische Proteinurie" als harmlose Erscheinung sollte nicht ohne den Nachweis normalen Nierengewebes im Nierenpunktionsmaterial gestellt werden.

Der *Verlauf* der CGN ist äußerst vielgestaltig und kaum vorhersagbar, obwohl sich Zusammenhänge zwischen klinischem Verlauf und der histologischen Erscheinungsform der GN abzuzeichnen beginnen.

Die chronische Glomerulonephritis, deren Krankheitsbeginn meist nicht genau feststellbar ist, kann jahrelang stationär bleiben und ohne Einschränkung der glomerulären Filtrationsrate einhergehen, sich wieder bessern oder kontinuierlich innerhalb von wenigen Jahren zur terminalen Niereninsuffizienz führen. Im Verlauf der Erkrankung kann es zu akuten Exacerbationen und zum Auftreten eines nephrotischen Syndroms kommen. Früher oder später ist in den meisten Fällen damit zu rechnen, daß es schließlich zum fortschreitenden Funktionsverlust beider Nieren kommt und die Dauerdialysebehandlung erforderlich wird (s. Kapitel „chronische Niereninsuffizienz" sowie „Dialyse und Transplantation").

2.2.3. Diagnostik

Die *Diagnose* ist exakt nur mit Hilfe der Nierenbiopsie zu stellen. Die klinische Diagnose ergibt sich immer bei Vorliegen einer mäßigen bis ausgeprägten Proteinurie oder Mikro- bis Makrohämaturie, wenn alle anderen Ursachen für diese Befunde ausgeschlossen sind, wie aus Tabelle 18 hervorgeht.

Bei der Differentialdiagnose der Hämaturie kommt einem entgegen, daß sie sich, wenn sie auf einer der in Tabelle 18 angegebenen Ursachen beruht, typischerweise von der Hämaturie der Glomerulonephritis unterscheidet. Erstens kommt es bei obengenannten Läsionen viel häufiger zur Makrohämaturie, und

Tabelle 18. Einige Krankheiten, welche wie die *Glomerulonephritis* Proteinurie und Hämaturie verursachen können

Vorwiegend Proteinurie
– Diabetische Nephropathie
– Chronische Pyelonephritis (Proteinurie < 3 g pro Tag)
– Amyloidniere (häufig mit nephrotischem Syndrom)
– Lupus-Nephritis
– Benigne Nephrosklerose (bei essentieller Hypertonie)
Vorwiegend Erythrocyturie
– Nierencysten, Cystennieren
– Gerinnungsstörungen (Thrombopenie etc.)
– Nierensteine
– Papillennekrose (bei interstitieller Nephritis)
– Tuberkulose
– Tumoren
– Lokale Blutungsquellen im Harntrakt (M. Osler)

zweitens ist die Blutung meist einseitig. Es ist daher unbedingt anzustreben, im akuten Blutungszustand eine Cystoskopie zur Seitenlokalisation der Blutungsquelle durchzuführen.

Bevor eine *Nierenbiopsie* durchgeführt wird, ist also in der Regel ein umfangreiches Untersuchungsprogramm abzuwickeln, welches neben einer gründlichen Anamnese und körperlichen Untersuchung ein intravenöses Pyelogramm, Isotopennephrogramm, blutchemische Untersuchungen, Nierenszintigramm, Renovasogramm und die Tuberkulosediagnostik erfordern kann.

Die Nierenbiopsie ergibt eine wissenschaftliche, pathologisch-anatomische Diagnose, die der Klinikarzt dem Hausarzt in der Regel im vollen Wortlaut im Arztbrief weitergibt. Es sind daher einige Erläuterungen hinsichtlich der Nomenklatur der Pathologen erforderlich. Der Pathologe berücksichtigt in seiner deskriptiven Diagnose Veränderungen an den Kapillaren des Glomerulus, am dazwischenliegenden Bindegewebe, dem sog. Mesangium und an der Bowmanschen Kapsel. Das besondere Augenmerk richtet er dabei auf die Basalmembran der Kapillaren, an welcher zum Gefäßlumen hin das Endothel, zum Bowmanschen Kapselraum das Epithel liegt. Die beobachteten Veränderungen werden als nekrotisierend, proliferativ, exsudativ oder sklerosierend bezeichnet. Die häufigsten bei Glomerulonephritis gefundenen Veränderungen sind der Systematik in Tabelle 19 zu entnehmen.

Eine genaue Beurteilung der Prognose aufgrund des histologischen Befundes ist bisher noch nicht möglich. Allgemein kann gesagt werden, daß die Chance der Rückbildung um so größer ist, je geringer die Veränderungen sind.

Da die klinische Symptomatik häufig nicht mit dem Schweregrad der histologischen Veränderungen an den Glomeruli korreliert, ist eine Biopsie stets anzustreben. So macht beispielsweise die „minimal change"-Glomerulonephritis so geringe histologische Veränderungen, daß sie mit früheren lichtoptischen Me-

Tab. 19. Begriffe zur Nomenklatur der Glomerulonephritis (nach Thoenes, 1973)

Zeit	Morphologie		
	Schlingenkonvolut	Kapsel	Organ-Glomerulus
perakut	nekrotisierend	*ohne* Kapselbeteiligg. („intracapillär“)	diffus
rasch progressiv	exsudativ		
akut	proliferativ		fokal
postakut	sklerosierend	*mit* Kapselbeteiligg. („extracapillär“)	segmental
(subakut)	membranös		
chronisch	minimal		

thoden nicht erkannt wurde, obwohl sie klinisch typischerweise ein schweres nephrotisches Syndrom verursacht, dessen Prognose aber recht gut ist.

2.2.4. Therapie

Die *Behandlung der chronischen Glomerulonephritis* ist im wesentlichen symptomatisch. Therapeutische Maßnahmen mit gesichertem Einfluß auf den Verlauf der verschiedenen Formen der chronischen Glomerulonephritis gibt es gegenwärtig nicht. Die Hoffnungen, welche vor einigen Jahren auf die Langzeitbehandlung mit Cortison und anderen „Immunsuppressiva“ wie Imurek (Azathioprin) und Endoxan (Cyclophosphamid) gesetzt wurden, sind enttäuscht worden.

Die wichtigste Aufgabe der ärztlichen Führung von Patienten mit chronischer Glomerulonephritis stellt die konsequente Behandlung des häufig schon im Frühstadium erhöhten Blutdrucks dar (s. Kapitel über renale Hypertonie). Ein Therapieversuch mit Cortison und Immunsuppressiva ist nur zu empfehlen, wenn ein nephrotisches Syndrom zur symptomatischen Behandlung zwingt oder wenn eine Proteinurie von mehr als 3–5 g/Tag die Entwicklung eines nephrotischen Syndroms erwarten läßt. Dann ist allerdings darauf zu achten, daß vor der Behandlung durch mehrmalige Untersuchung die Höhe der täglichen Proteinausscheidung genau gemessen wird, um anhand der Verlaufskontrolle feststellen zu können, ob die medikamentöse Therapie den gewünschten günstigen Einfluß hat. Man kann, wenn kein Hypertonus besteht, zunächst etwa über 4 Wochen z. B. Prednison in einer Dosis von etwa 50 mg täglich geben. Geht die Eiweißausscheidung zurück, wird auf eine Erhaltungsdosis reduziert. Bleibt ein therapeutischer Effekt aus, so empfiehlt sich, die Cortisonbehandlung zu beenden oder auf eine niedrigere Dosis von etwa 20 mg zu reduzieren und zusätzlich oder allein Imurek (Azathioprin) (100–150 mg täglich) zu geben. Bleibt auch hier ein meßbarer Therapieerfolg nach 2–4 Wochen aus, gelingt es gelegentlich mit Amuno (Indomethacin), einem Antirheumatikum in Dosen von 100–200 mg täglich einen günstigeren Effekt zu erzielen (s. auch S. 17).

Kommt es unter der medikamentösen Therapie zur länger anhaltenden Besserung (Monate), so ist immer ein Auslaßversuch durchzuführen, da das nephrotische Syndrom sich typischerweise auch spontan bessern kann. Auf die besonderen therapeutischen Probleme bei fortschreitender Niereninsuffizienz soll in einem eigenen Kapitel noch eingegangen werden.

Eine besonders schwerwiegende ärztliche Aufgabe stellt auch die Beratung des Patienten hinsichtlich seiner *Lebensführung* dar. Die chronische Glomerulonephritis ist in ihrer Prognose zweifelhaft; früher oder später ist in der Mehrzahl der Fälle eine zunehmende Nierenfunktionsstörung zu erwarten. Unter diesem Aspekt kann es sehr wesentlich sein, welchen Beruf ein jüngerer Mensch erlernt, ob er heiratet und eine Familie gründet und ob er langfristige geschäftliche Planungen betreibt, die seine uneingeschränkte Einsatzfähigkeit voraussetzen. Der Arzt muß versuchen, in jedem Fall den notwendigen Rat zu erteilen, ohne andererseits den Patienten zu verängstigen und ihm frühzeitig den Lebensmut zu nehmen. Keinesfalls sollte ein Nierenkranker ohne schwerwiegenden Grund zum Frührentner gemacht werden.

2.3. Rapid progressive Glomerulonephritis

2.3.1. Ätiologie und Verlauf

Ursachen dieser akuten Nierenerkrankung sind eine Vielzahl von glomerulären Nierenerkrankungen, wie Tabelle 20 zeigt.

Tabelle 20. Einige Ursachen des Syndroms der rapid progressiven Glomerulonephritis

- Goodpasture-Syndrom
- Glomerulonephritis mit unbekannter Ätiologie
- Akute Poststreptokokken-Glomerulonephritis
- Hämolytisch-urämisches Syndrom
- Thrombotisch-thrombocytopenische Purpura

Daneben ist das Krankheitsbild der rapid progressiven Glomerulonephritis auch bei Polyarteriitis nodosa, Purpura Schönlein-Henoch, Sklerodermie, Lupus erythematodes, Wegenerscher Granulomatose und bei maligner essentieller Hypertonie beobachtet worden.

Der *Verlauf* dieser Erkrankung ist charakterisiert durch akutes Auftreten der Symptome einer Glomerulonephritis mit rasch fortschreitender Reduktion der glomerulären Filtrationsrate bis zur Oligo-Anurie und Urämie. Die Erkrankung ist trotz der heutigen Möglichkeiten zur Dialysebehandlung mit einer hohen Mortalitätsrate behaftet. Häufig besteht dabei ein schwerer Hypertonus.

2.3.2. Diagnostik

Die Erkrankung wird bei diesem akuten Verlauf häufig erst diagnostiziert, wenn bereits eine fortgeschrittene Nierenfunktionseinschränkung besteht. Differentialdiagnostisch kommt es darauf an, festzustellen, daß eine akute Erkrankung die bisher gesunden Nieren getroffen hat, und daß nicht bereits ein chronisches Nierenleiden unbemerkt vorher bestanden hat. Lassen sich röntgenologisch normal große Nieren nachweisen und besteht zu Beginn keine Anämie, so kann das als guter Hinweis für die akute Natur des Nierenversagens gelten. Die Differenzierung der möglichen zugrundeliegenden Erkrankungen kann durch eine exakte Anamnese, körperliche Untersuchung und durch Blutuntersuchungen (Blutbild, Blutchemie) erfolgen. Besonders wertvoll ist die Nierenbiopsie, welche bei diesen Zuständen aber mit erhöhtem Risiko verbunden ist. Gegenwärtig wird besonderer Wert darauf gelegt, das hämolytisch-urämische Syndrom so früh wie möglich zu erfassen, da einige Hoffnung in die frühzeitige Heparinbehandlung dieser Erkrankung gesetzt wird. Die Diagnose ergibt sich aus der Beobachtung einer rapid progressiven glomerulären Nierenerkrankung, verbunden mit hämolytischer Anämie mit negativem Coombs-Test, häufig mit Thrombopenie und fragmentierten Erythrocyten im Blutausstrich, sowie erniedrigtem Fibrinogenwert im Blut.

2.3.3. Therapie

Es gibt keine vielversprechende Therapie dieser lebensbedrohlichen polyätiologischen Erkrankung. Cortison und Immunsuppressiva haben keinen gesicherten Effekt. Die obengenannte Heparinbehandlung des hämolytisch-urämischen Syndroms ist theoretisch gut fundiert, klinisch überzeugende Beweise der Nützlichkeit des Heparins stehen aber noch aus. Von einigen Nephrologen wird empfohlen, nach histologischer Sicherung der Diagnose und bei Oligo-Anurie frühzeitig eine beidseitige Nephrektomie durchzuführen. Dadurch können möglicherweise weitere lebensbedrohliche Komplikationen verhindert werden und die Patienten in einen besseren Zustand für die Dauerdialyse und zur Nierentransplantation überführt werden.

IV. Andere Nierenerkrankungen

1. Angeborene Nierenerkrankungen

Ein großer Teil der angeborenen und vererbbaren Erkrankungen der Niere und des ableitenden Harntraktes sind in Kapitel II des urologischen Teils dieses Bandes abgehandelt. Hier sollen noch die Cystennieren, die kleincystischen Nierenerkrankungen und die hereditäre Nephritis erwähnt werden.

1.1. Cystennieren

Cystennieren treten familiär gehäuft auf und haben einen autosomal dominanten Erbgang. Unter 2000 bis 4000 Patienten eines allgemeinen Krankenhauses ist mit einem Fall von Cystennieren zu rechnen. Die Erkrankung ist dadurch charakterisiert, daß sie meist erst im Erwachsenenalter Symptome zeigt und in der Regel zwischen dem 30. und 60. Lebensjahr erkannt wird. Die späte Manifestation dieser Erkrankung ist dadurch bedingt, daß die Cysten im Laufe des Lebens allmählich immer größer werden und erst nach und nach das normal funktionierende Nierengewebe verdrängen. Die polycystischen Veränderungen betreffen fast immer beide Nieren. Die meisten Patienten sterben zwischen dem 40. und 60. Lebensjahr in der Urämie, wenn nicht durch Dauerdialyse oder Nierentransplantation ein Weiterleben ermöglicht wird. Nur selten wird diese Erkrankung so spät im Leben manifest, daß die Betroffenen das Greisenalter erreichen.

Symptome

Typische Symptome, mit denen sich der Patient mit Cystennieren erstmals beim Arzt vorstellt, sind vage Rückenschmerzen, Hämaturie oder nicht selten bereits die Symptome des fortgeschrittenen Nierenversagens. Häufig besteht auch ein Hypertonus und eine Polyglobulie.

Diagnostik

Die Diagnose ergibt sich in fortgeschrittenen Fällen durch die Palpation der deutlich vergrößerten höckerigen Organe. Gesichert wird die Diagnose durch das Ausscheidungsurogramm und das Nierenszintigramm. Das Urogramm läßt meist deutlich vergrößerte Nieren mit langgestreckten Nierenbeckenkelchsystemen erkennen, welche die Abdrücke der Cysten an Kelchhälsen und Kelchen zeigen. Das Szintigramm zeigt runde Aussparungen im normalerweise homogenen Aktivitätsmuster der Nieren. Typische Begleitbefunde sind die chronische Harnwegsinfektion und der Hypertonus. Etwa ein Drittel aller Patienten mit Cystennieren haben auch Lebercysten, welche meist aber erst bei der Autopsie gefunden werden.

Therapie

Therapeutische Maßnahmen mit gesichertem günstigen Einfluß auf die Prognose gibt es letztlich nicht. Operative Verfahren zur Verkleinerung der Cysten haben sich nur in Einzelfällen bewährt. Möglicherweise kann durch Gabe von Diuretica vorübergehend eine Entstauung der Nieren hervorgerufen und so die Nierenfunktion etwas gebessert werden. Im Grunde beschränkt sich die Behandlung der polycystischen Nierenerkrankung auf die sekundäre Pyelonephritis und die Symptome des fortschreitenden Nierenversagens (s. Seite 20 u. 45).

1.2. Kleincystische medulläre Nierenerkrankung (juvenile familiäre Nephronophthise)

Hierbei handelt es sich um eine im Laufe des Lebens zunehmende Durchsetzung des Nierenmarkes mit Cysten von weniger als 1 mm bis zu 10 mm im Durchmesser. Die Krankheit wird häufig schon im Kindesalter durch Symptome des chronischen Nierenversagens (Anämie, Polyurie) entdeckt. Die Betroffenen erreichen entweder schon im Kindesalter oder im frühen Erwachsenenalter das Urämiestadium und müssen mit der künstlichen Niere oder der Nierentransplantation behandelt werden. Weitere Angaben hierzu finden sich im Abschnitt pädiatrische Nephrologie (s. Seite 77).

1.3. Markschwammniere

Diese Erkrankung wird meist zufällig in der 2. Lebenshälfte entdeckt und hat eine gute Prognose. Es handelt sich dabei um kleine Cysten, vorwiegend in den Pyramiden des Nierenmarkes und der Papille gelegen, welche sich im intravenösen Pyelogramm mit Kontrastmittel anfüllen und häufig Kalksteine enthalten. Auf das Nierenleiden wird der Patient meist nur aufmerksam, wenn Nierensteine abgehen oder rezidivierende Harnwegsinfektionen auftreten.

1.4. Hereditäre Nephritis (Alport-Syndrom)

Hierbei handelt es sich um ein vererbbares Leiden, gekennzeichnet durch Hämaturie, fortschreitendes Nierenversagen und Innenohrschwerhörigkeit. Es erkranken fast nur die Männer der betroffenen Familien. Sie erreichen in der Regel noch vor dem 40. Lebensjahr das urämische Terminalstadium, welches zur Dialysebehandlung oder Nierentransplantation zwingt. Histologisch zeigt die Niere Veränderungen wie bei Glomerulonephritis und interstitieller Nephritis. Diese Erkrankung kann auch ohne Schwerhörigkeit auftreten. Daneben gibt es andere seltenere Formen familiärer Nierenparenchymerkrankungen, z. B. bei Hyperprolinämie, Glycinurie und bei der Fabryschen Krankheit.

2. Nierenbeteiligung bei primär extrarenalen Erkrankungen

Die häufigsten Erkrankungen mit Beteiligung der Nieren sind Gicht, Diabetes und Amyloidose, welche heute am häufigsten als Folge der primär chronischen Polyarthritis (rheumatoide Arthritis) oder des Morbus Bechterew auftritt. Daneben findet sich eine umfangreiche Liste anderer Erkrankungen, welche zu einer Nierenbeteiligung führen können, wie Lupus erythematodes, Plasmocytom, Wegenersche Granulomatose etc. Auch die essentielle Hypertonie kann zur Nierenbeteiligung, der sog. benignen Nephrosklerose führen.

2.1. Gichtnephropathie (Uratnephropathie)

Die Gichtnephropathie ist ihrer Natur nach eine chronische interstitielle Nephritis, welche durch Uratablagerungen im Nierenparenchym hervorgerufen wird. Sie ist häufig von einer chronischen Pyelonephritis begleitet. Gichtpatienten neigen darüber hinaus bekanntlich zur Harnsteinbildung, welche zusätzlich eine wichtige Prädisposition zur chronischen Harnwegsinfektion darstellt. Jede chronische Hyperurikämie mit und ohne Gicht sowie mit und ohne Nephrolithiasis kann zur Uratnephropathie führen, welche sich im Frühstadium durch Proteinurie bemerkbar macht. Durch frühzeitige Behandlung der Hyperurikämie, vor allem wenn Gicht und Nephrolithiasis vorliegen, kann das Auftreten und Fortschreiten der Uratnephropathie verhindert werden.

Die *Behandlung bzw. Prophylaxe der Uratnephropathie* besteht in der Senkung des erhöhten Serumharnsäurespiegels mit Allopurinol (Zyloric). Dies vermindert die Produktion von Harnsäure im Stoffwechsel und entlastet daher auch die Nieren von der Ausscheidung der Harnsäure im Gegensatz zu den Uricosurica.

Darüber hinaus ist, besonders bei Neigung zur Nephrolithiasis, auch die Neutralisierung des Harns (z. B. mit Uralyt-U) zu empfehlen. Dadurch wird auch bei erhöhter Harnsäureausscheidung im Urin die Konkrementbildung verhindert. Einen weiteren Schutz vor Harnsteinbildung ganz allgemein bietet die Verdünnung des Urins durch reichliches Trinken (2–3 l täglich).

2.2. Diabetische Nephropathie

Der Diabetes mellitus kann die Niere auf verschiedenen Wegen schädigen. Einerseits besteht eine Prädisposition zur chronischen Pyelonephritis. Andererseits kommt es bei Diabetes zur Arterio- und Arteriolosklerose der Nieren und seltener zu der von Kimmelstiel und Wilson 1936 beschriebenen Glomerulosklerose. Letztere geht typischerweise mit Hypertonus einher und führt zur Proteinurie und gelegentlich zum nephrotischen Syndrom.

Die Diabetiker finden sich nicht selten infolge irreversiblen chronischen Nierenversagens unter den Dauerdialysepatienten. Ihr Schicksal unter der Dialysebehandlung wird weitgehend vom Verlauf des Diabetes bestimmt. Bei fortgeschrittener allgemeiner diabetischer Gefäßkrankheit mit peripherer Durchblutungsstörung, Coronarinsuffizienz und schwerer diabetischer Retinopathie ist die Dialysebehandlung von sehr zweifelhaftem Wert. Die Nierenbeteiligung bei Diabetes mellitus ist nicht sicher zu verhindern und der Verlauf nur wenig zu beeinflussen. Es scheint aber, daß gut eingestellte Diabetiker weniger zur schweren Gefäßerkrankung neigen.

2.3. Amyloidniere

Amyloid ist ein pathologisches Protein, dessen Entstehung bisher nicht eindeutig geklärt werden konnte. Es findet sich in fibrillärer Anordnung vorwiegend in der

Wand der Blutgefäße und kann nahezu alle Organe befallen. Es ist im Blut nicht enthalten und kann nur histologisch z.B. in der Rectumschleimhaut oder im Nierenpunktat nachgewiesen werden.

Die Amyloidose tritt typischerweise als Begleiterkrankung bei chronischen rheumatischen Krankheiten, chronischen Eiterungen und bei der Tuberkulose auf. Andererseits wird die Amyloidose auch ohne auslösende Grundkrankheit als sog. primäre Amyloidose beobachtet. Die klinische Bedeutung der Amyloidose liegt darin, daß sie bei Befall des Herzmuskels zu schwerster Myokardinsuffizienz, bei Befall der Darmschleimhaut zu einer schweren Resorptionsstörung mit Kachexie und bei Befall der Nieren zur Urämie führen kann.

Kardinalsymptom der Nierenbeteiligung bei Amyloidose ist die Proteinurie, welche typischerweise so stark ausgeprägt sein kann, daß es zum nephrotischen Syndrom kommt. Eine spezifische Therapie konnte bisher nicht gefunden werden. Nicht selten endet die Nierenamyloidose im terminalen Nierenversagen.

2.4. Benigne Nephrosklerose

Tritt im Verlauf der essentiellen Hypertonie eine geringe Proteinurie auf, so handelt es sich meistens um eine Arteriolosklerose der Niere, die sog. benigne Nephrosklerose, welche nur histologisch sicher diagnostiziert werden kann. Die wichtigste Differentialdiagnose besteht gegenüber der chronischen Glomerulonephritis mit renaler Hypertonie. Über die Ursachen und die genaue Beziehung der benignen Nephrosklerose zur essentiellen Hypertonie bestehen unterschiedliche Auffassungen. Die Prognose dieser Nierenaffektion ist aber günstiger als die der Glomerulonephritis mit Hypertonus und ist wahrscheinlich durch strenge Behandlung des Hypertonus gut zu beeinflussen, so daß eine fortschreitende Niereninsuffizienz nicht zu befürchten ist. Die Proteinurie bei Hypertonus stellt daher eine wichtige Indikation zur Nierenbiopsie dar.

Gelegentlich geht die benigne essentielle Hypertonie in die maligne Verlaufsform über, welche durch eine schwere allgemeine Gefäßreaktion mit stark erhöhten diastolischen Blutdruckwerten (120 mm Hg und mehr), Papillenödem am Augenhintergrund und rascher Entwicklung einer Niereninsuffizienz mit Proteinurie und Erhöhung der Blutsenkungsreaktion gekennzeichnet ist. Die Patienten klagen zu Beginn über Kopfschmerzen und Sehstörungen und neigen zur hypertonen Encephalopathie mit Konvulsionen. Die Prognose dieser Erkrankung ist ernst und führt häufig innerhalb von einem Jahr zum Tod durch Herzversagen oder Urämie. Die Nierenbeteiligung an diesem Prozeß (Arteriolonekrose) wird als *maligne Nephrosklerose* bezeichnet. Wichtigste therapeutische Maßnahme ist auch hier die rigorose Normalisierung des Blutdrucks, wodurch die Prognose entscheidend gebessert werden kann.

3. Die Analgetica-Nephropathie und andere Formen der interstitiellen Nephritis

Ein chronischer interstitieller Nierenschaden kann durch viele Noxen hervorgerufen werden und ist charakterisiert durch vorwiegend tubuläre Funktionsstörungen der Niere: verminderte Konzentrationsleistung mit Polyurie, Neigung zur renalen Acidose und zum Kalium- und Natriumverlust.

Mehr oder weniger unspezifische interstitielle Veränderungen in der Niere finden sich u. a. bei folgenden Erkrankungen:

— chronischer Pyelonephritis
— Analgetica-Abusus (und nach anderen Medikamenten)
— Hyperurikämie
— Nephrocalcinose (z. B. bei Hyperparathyreoidismus)
— Nephronophthise (kleincystische medulläre Nierenerkrankung)
— „Balkan-Nephritis"
— Leptospirosen
— Röntgenbestrahlung der Nieren
— Diabetes mellitus
— chronischem Kaliummangel.

Die chronische Pyelonephritis, Hyperuricämie, kleincystische medulläre Nierenerkrankung und die diabetische Nephropathie wurden schon im Vorangegangenen abgehandelt. An dieser Stelle soll noch auf die sog. „Phenacetinniere" eingegangen werden.

Die Analgetica-Nephropathie, auch Phenacetinniere genannt, stellt eine chronische interstitielle Nephritis mit Neigung zur Papillennekrose und chronischer Harnwegsinfektion nach jahrelanger Einnahme von phenacetinhaltigen Schmerzmitteln dar. Es läßt sich häufig nachrechnen, daß Patienten mit dieser Form der chronischen interstitiellen Nephritis mehrere Kilogramm Phenacetin im Laufe der Jahre eingenommen haben. Obwohl der Zusammenhang zwischen dem Auftreten einer chronischen interstitiellen Nephritis und der Schmerzmitteleinnahme als gesichert gilt, ist noch nicht sicher, ob wirklich Phenacetin den nephrotoxischen Stoff in den Schmerztabletten darstellt oder ob z.B. erst die übliche Kombination Aspirin, Phenacetin und Coffein schädlich wirkt. Es ist ratsam, grundsätzlich dem chronischen Schmerzmittelgebrauch wie auch dem Mißbrauch anderer Medikamente zu begegnen. Der Phenacetinentzug aus den Analgetica hat zu einer möglicherweise voreiligen Sorglosigkeit gegenüber den neueren Schmerzmitteln geführt.

Die Nierenerkrankung nach *Analgetica-Abusus* bleibt gelegentlich bis zum Stadium der Niereninsuffizienz verborgen und wird u. U. erst Jahre nach Beendigung des Schmerzmittelmißbrauches diagnostiziert. Die schwerwiegendste Komplikation stellt die Papillennekrose dar, welche unter den Symptomen der Nierenkolik mit Hämaturie zur Abstoßung der Papillenspitze in das ableitende Hohlraumsystem führt. Meist ist eine floride Pyelonephritis damit verbunden.

Phenacetinabusus prädestiniert offenbar auch zum Nierenbeckencarcinom, wie neuerdings festgestellt wurde. Typischer Nebenbefund bei Patienten mit sog. „Phenacetinniere" ist das blaß-livide Hautkolorit durch renale Anämie und Methämoglobinbildung infolge der chronischen Phenacetinintoxikation.

Die *Therapie* dieser Form der interstitiellen Nephritis besteht darin, den Analgeticamißbrauch aufzudecken und einzustellen sowie die häufig nachweisbare sekundäre Pyelonephritis zu behandeln. Dadurch kann die Nierenfunktion, vor allem wenn noch kein fortgeschrittener Funktionsverlust eingetreten ist, für viele Jahre stationär gehalten werden.

4. Schwangerschaftsnephropathie

Während der Schwangerschaft kommt es nicht selten zu Symptomen der Nierenerkrankung. Dabei handelt es sich häufig um eine schon vor der Schwangerschaft vorhanden gewesene Nierenerkrankung, deren Existenz aber bis zur Schwangerschaft verborgen geblieben sein kann. Dies betrifft vorwiegend die chronische Glomerulonephritis und die chronische Pyelonephritis. Andererseits kann sich unter der Schwangerschaft aber auch eine akute Pyelonephritis und seltener eine akute Glomerulonephritis und sogar eine rapid progressive Glomerulonephritis mit Nierenrindennekrose einstellen.

Darüber hinaus kommt es in der Schwangerschaft aus bisher nicht geklärter Ursache gelegentlich zu einer spezifischen Erkrankung der Niere, der „Schwangerschaftsnephropathie" im eigentlichen Sinne. Dabei handelt es sich histologisch um eine Schwellung des Endothels der Glomerulumcapillaren. Die Schwangerschaftsnephropathie tritt als Teilsymptom der Präeklampsie und Eklampsie (Gestose) auf. Diese bedrohliche Komplikation der Schwangerschaft ist gekennzeichnet durch folgende Merkmale:

— Krankheitsbeginn nach der 20. Schwangerschaftswoche
— Alter der Patientinnen etwa 15–30 Jahre
— rasches Auftreten von Gewichtszunahme mit Ödembildung, Hypertonie und Proteinurie sowie Neigung zu cerebralen Krämpfen
— sofortige Besserung nach der Entbindung.

Verständlicherweise können die Symptome der Präeklampsie wie Ödeme, Hypertonus und Proteinurie auch bei den anderen genannten Nierenerkrankungen in der Schwangerschaft auftreten, weswegen diese Symptomatik dann häufig als „Pfropfgestose" bezeichnet wird. Eine sichere Differenzierung von der eigentlichen Schwangerschaftsnephropathie gelingt u. U. nur mit Hilfe der Nierenbiopsie, welche aber in diesen Fällen mit erhöhtem Risiko verbunden ist. Die Therapie der gefürchteten Präeklampsie und Eklampsie kann große Schwierigkeiten bereiten. Es kommt darauf an, schwangere Frauen regelmäßig auf ihr Körpergewicht, ihren Blutdruck und auf das Auftreten einer Proteinurie zu untersuchen. Je früher der Verdacht auf eine Präeklampsie gestellt und dadurch eine strenge Führung der Patientin ermöglicht wird, desto geringer das Risiko einer schweren Eklampsie. Die Therapie beruht in der Natrium- und Wasserrestriktion, unter Umständen unterstützt durch Diuretica und strenger Behandlung des Hypertonus. Meistens ist stationäre Krankenhausbehandlung unerläßlich.

V. Renale Hypertonie

Als „renal“ wird ein Hypertonus bezeichnet, wenn neben der Blutdruckerhöhung ein pathologischer Befund an einer oder beiden Nieren vorliegt und keine andere Ursache für den Hypertonus gefunden werden kann. Typischerweise läßt die Anamnese erkennen, daß die Nierensymptomatik schon vor Auftreten des Hypertonus bestanden hat. Dies ist von differentialdiagnostischer Bedeutung, da sich auch im Verlauf einer essentiellen Hypertonie eine sekundäre Nierensymptomatik einstellen kann (geringfügige Proteinurie bei benigner Nephrosklerose).

Ursache des renalen Hypertonus können alle Nierenparenchymerkrankungen ein- oder doppelseitiger Natur sein sowie die meist einseitigen Nierenarterienstenosen. Der entscheidende pathogenetische Faktor des Hypertonus bei Nierenerkrankungen besteht wahrscheinlich in einer regionalen oder globalen Minderdurchblutung der Nieren. Im Einzelfall ist mitunter nicht sicher zu klären, ob die erkrankte Niere tatsächlich der auslösende bzw. unterhaltende Faktor der Hypertonie ist. Dies ist bei einseitigen Nierenprozessen (Nierenarterienstenose, einseitiger Nierenhypoplasie oder -schrumpfung) von großer Bedeutung, da hier evtl. die einseitige Nephrektomie bzw. die Gefäßchirurgie als kausaltherapeutische Maßnahme zur Beseitigung der Hypertonie in Frage kommt. Sicherlich erlaubt der Befund am Augenhintergrund nicht den renalen vom essentiellen Hypertonus zu trennen. Am ehesten sind Rückschlüsse auf die Ätiologie des Hochdrucks durch die seitengetrennte Reninbestimmung im Nierenvenenblut und die seitengetrennte Bestimmung der Natriumexkretion (doppelseitiger Ureterkatheter) zu gewinnen. Dies trifft besonders für die Nierenarterienstenose zu. Die Niere mit vermindertem renalen Plasmastrom produziert vermehrt Renin und scheidet weniger Natrium aus. Trotz dieser eingreifenden Untersuchungen ist es nicht immer möglich, eine zuverlässige präoperative Prognose über den zu erwartenden therapeutischen Effekt der Nephrektomie oder des gefäßchirurgischen Eingriffs zu machen. Die Indikationsstellung und Durchführung operativer Maßnahmen zur Behandlung renaler Hypertonien bleibt speziell ausgestatteten Kliniken vorbehalten. Grundsätzlich wird heute von einem chirurgischen Eingriff abgeraten, wenn der Patient älter als 40 Jahre ist und sein Hypertonus diätetisch und medikamentös gut einzustellen ist.

Konservative Therapie

Für die konservative Behandlung der renalen Hypertonie gelten dieselben Grundsätze wie für die essentielle Hypertonie. Die wichtigsten Regeln zur Behandlung der renalen Hypertonie sollen hier tabellarisch dargestellt werden (Tabelle 21):

Tabelle 21. Behandlung der renalen Hypertonie

- Normalisierung des Körpergewichts (soviel kg wie die Körpergröße in cm 100 übersteigt, abzüglich 10%), z. B.: Ein Patient von 170 cm Körpergröße sollte nicht mehr als etwa 63 kg wiegen.
- Natriumarme Kost (3 g täglich = keine gesalzenen Fleischarten, kein Salzstreuer auf den Tisch).
- Saluretica (2–3 ×/Woche 1 Tablette Hygroton mite oder ein anderes langwirkendes Diureticum).
- Blutdrucksenkende Medikamente (ohne feste Kombination mit Saluretica), beginnend mit Rauwolfia-Alkaloiden (z. B. Sedaraupin), über Nepresol, α-methyl-Dopa (Presinol) und Clonidin (Catapresan) zum Guanethidin (Ismelin).
- Bei jeder ernsthaften Blutdruckerhöhung ist die Blutdruckselbstmessung und Protokollierung der gemessenen Werte durch den Patienten als Voraussetzung einer erfolgreichen Blutdruckeinstellung anzustreben.
- Auch bei eingeschränkter Nierenfunktion gilt: Hypertonus behandeln = Blutdruck normalisieren 140/90 mm Hg.

VI. Akutes Nierenversagen

1. Ätiologie und Pathogenese

Bei dieser Erkrankung handelt es sich um das plötzliche Auftreten einer meist hochgradigen Nierenfunktionseinschränkung.

Die häufigsten Ursachen des akuten Nierenversagens betreffen Zirkulationsstörungen. Durch Verminderung des renalen Blutstroms kann es zur Verminderung der Filtrationsrate und zur Oligurie kommen, ohne daß ein Nierenparenchymschaden vorliegt. Erst wenn der renale Blutstrom auf etwa 5% absinkt, ist das Nierengewebe hochgradig gefährdet. Der akut verminderten Nierendurchblutung liegt meistens ein Blutdruckabfall durch Blutverlust (hämorrhagischer Schock), durch Intoxikation (z. B. septischer Schock) oder durch hochgradigen Wasserverlust (Exsikkose) zugrunde. Zur schweren Exsikkose führen am häufigsten länger anhaltendes Erbrechen, Durchfälle oder mangelhafte Flüssigkeitssubstitution z. B. bei Bewußtlosen. In der allgemeinmedizinischen Praxis bedeutet dies vor allem, bei länger anhaltenden Durchfallserkrankungen auf Gewichtsverlust und Zeichen der Exiskkose zu achten.

Es kommt also darauf an, bei frisch operierten und anderen schwerkranken Patienten durch strenge Überwachung des Kreislaufs und sorgfältige Flüssigkeitsbilanzierung der Gefahr eines akuten Nierenversagens vorzubeugen.

Bei akuten Blutungen, besonders inneren Blutungen, kann häufig nicht rechtzeitig therapeutisch eingegriffen werden, so daß nach länger anhaltender Minderdurchblutung der Nieren eine akute Tubulusnekrose auftritt, welche mit einer längeren Phase der Oligoanurie einhergeht. Da der schädigende Einfluß auf die Nieren in diesen Fällen vom Kreislauf ausgeht, spricht man auch vom *„prärenalen akuten Nierenversagen“*.

Ein akutes Nierenversagen kann aber auch durch eine plötzlich auftretende komplette Behinderung des Harnabflusses hervorgerufen werden. Diese Fälle werden als *„postrenales akutes Nierenversagen“* bezeichnet. Dabei kann die Verlegung des harnableitenden Hohlraumsystems bereits auf der Ebene der Sammelröhrchen in der Niere liegen, wenn es z. B. bei Hyperurikämie unter gewissen Umständen zum plötzlichen, massiven Ausfall von Harnsäurekristallen kommt. Am häufigsten sind die Ureteren, z. B. durch Harnsteine, betroffen. Auch eine Verlegung des Blasenausgangs kann zur akuten Anurie führen, z. B. bei Prostatahypertrophie oder Blasensteinen. Da in diesen Fällen die sofortige Wiederherstellung der Harnpassage die Niere vor gröberem Schaden bewahren kann, muß grundsätzlich bei jedem akuten Nierenversagen zunächst sichergestellt werden, daß der Harnabfluß nicht gestört ist.

Eine ebenfalls häufige Ursache des akuten Nierenversagens ist das sog. *Crush-Syndrom*. In diesen Fällen wird durch eine schwere Hämolyse freies Hämoglobin bzw. durch Myolyse nach schwerem Muskeltrauma Myoglobin freigesetzt und in der Niere ausgeschieden. Durch Ausfällung dieser Substanzen in den Nierentubuli kommt es dann zu einer meist kurzfristigen Oligoanurie. Dieser Mechanismus liegt auch dem akuten Nierenversagen nach Fehltransfusion von Blut zugrunde. Gelegentlich führen auch nephrotoxische Substanzen zum Nierenversagen. Von diesen Nephrotoxinen sind Tetrachlorkohlenstoff, Ethylenglykol (Frostschutzmittel) und Quecksilberchlorid (Sublimat) am wichtigsten. Seltener verbirgt sich hinter dem Bild des akuten Nierenversagens eine rapid progressive Glomerulonephritis, z. B. in Form der akuten Nierenrindennekrose beim sog. „hämolytisch-urämischen Syndrom“, welches eine schlechte Prognose hat.

2. Symptome und Verlauf

Das wichtigste Symptom des akuten Nierenversagens ist die Oligoanurie mit rasch zunehmender Retention harnpflichtiger Stoffe. Gelegentlich kann auch ein Harnvolumen von 1000 ml und mehr pro Tag bei akutem Nierenversagen vorliegen. Der Verlauf des akuten Nierenversagens ist in der Regel dadurch gekennzeichnet, daß es nach 2–12 Tagen der Anurie zum Anstieg des Urinvolumens bis zur Polyurie kommt. Bei sachgerechter Behandlung ist die Prognose des akuten Nierenversagens meist gut.

3. Diagnostik

Die Diagnose des akuten Nierenversagens basiert auf der Feststellung, daß plötzlich nicht mehr genug Urin oder qualitativ unzureichender Urin ausgeschieden wird und daß kein Hinweis für ein zuvor bestehendes chronisches Nierenversagen vorliegt. Stets sollte die Möglichkeit des akuten Nierenversagens postoperativ, nach schweren Traumen oder bei Kreislaufversagen vorhergesehen und die Nierenfunktion streng überwacht werden. Häufig tritt das akute Nierenversagen auch völlig unerwartet auf und erfordert rasches, zielstrebiges Vorgehen: Sicherung der Diagnose, rasche Feststellung der Ursache, exakt geplante Therapie (Tabelle 22).

Tabelle 22. Diagnostik bei akutem Nierenversagen

Sicherung der Diagnose des akuten Nierenversagens

- ▶ Kontrolle des Serum-Kreatininwertes und stündliche Bestimmung der Urinausscheidung.

Feststellung der Ursache des akuten Nierenversagens

- ▶ Prüfung des Füllungszustandes der Blase (Palpation, Blasenkatheter).
- ▶ Prüfung auf Hypovolämie und Exsiccose (RR, Pulsfrequenz, Pulsqualität, Halsvenenfüllungszustand, Hautturgor).
- ▶ Gezielte Anamnese nach Blut- und Flüssigkeitsverlusten (Operationen, Unfälle, schwere Durchfälle, Nierenkolik und Nephrolithiasis, Medikamenteneinnahme oder andere therapeutische Maßnahmen unmittelbar zuvor, Operationen in der Nachbarschaft der Ureteren usw.).
- ▶ Prüfung der Durchgängigkeit der Ureteren. Bestehen auch nur leiseste Zweifel daran oder besteht eine komplette Anurie, so ist immer eine retrograde Füllung der Ureteren notwendig.
- ▶ In seltenen Fällen kann auch eine Nierenbiopsie zur Klärung der Ursache des akuten Nierenversagens — z. B. bei Verdacht auf Nierenrindennekrose — indiziert sein.

4. Therapie

Ist die Diagnose eines akuten Nierenversagens sicher, muß der Patient in ein Krankenhaus eingewiesen werden, das über die Möglichkeiten zur Dialysebehandlung verfügt (Tabelle 23).

Tabelle 23. Therapeutische Ziele beim akuten Nierenversagen

- ■ Sicherstellung des Harnabflusses
- ■ Normalisierung von Kreislaufvolumen und Blutdruck (cave Überwässerung!)
- ■ Erhaltung eines guten Allgemeinzustandes durch gute Krankenpflege, sorgfältige Ernährung und rechtzeitige Dialysebehandlung

Die wichtigste Phase der Therapie beginnt unmittelbar nachdem die Diagnose gestellt ist. Beim postrenalen Nierenversagen muß sofort der Harnabfluß wiederhergestellt werden. Beim prärenalen Nierenversagen gilt es, so rasch wie möglich die zugrundeliegenden Ursachen auszuschalten, noch bevor es zur Nierenparenchymschädigung kommt. Das bedeutet in der Regel: Infusion von Blut und Plasmaexpandern oder Kochsalz und Lävuloselösungen, um Hypovolämie, Hypotonie und Exsiccose zu beseitigen. Dadurch läßt sich die Nierenfunktion oft sofort wiederherstellen. Sogenannte Nierenstarter sind mit großer Vorsicht anzuwenden. Periston ist sogar schädlich und sollte gar nicht infundiert werden. Sinnvoll kann eine osmotische Belastung mit kleinen Mengen hochkonzentrierter Mannitlösung sein, z. B. Osmofundin 10–20% in 50–100 ccm-Portionen intravenös unter stündlicher Messung der Urinausscheidung. Allerdings liegt hier gerade auch die besondere Gefahr schon zu Beginn der Therapie: kommt die Nierenfunktion nicht in Gang, droht die lebensgefährliche Überwässerung. Es muß deshalb täglich das Gewicht kontrolliert oder der zentrale Venendruck überwacht werden. Der Patient mit Oligurie bei akutem Nierenversagen sollte, nachdem etwaige Blut- und Flüssigkeitsverluste ausgeglichen wurden, leicht Gewicht verlieren, keinesfalls aber zunehmen. Bei zunehmender Acotämie sollte frühzeitig mit der künstlichen Niere behandelt werden, um den Allgemeinzustand des Patienten möglichst gut zu halten. Die häufig geäußerten Bedenken, die Behandlung mit der künstlichen Niere behindere das Ingangkommen der eigenen Nierenfunktion des Patienten, sind unbegründet. Kommt es nach 2–3 Wochen nach langsam zunehmender Diurese zur großen Polyurie, muß der Patient gut überwacht werden, damit nicht Wasser- und Elektrolytverluste erneut durch Hypovolämie und Exsiccose zum akuten Nierenversagen führen.

VII. Chronisches Nierenversagen

Das chronische Nierenversagen (CNV) stellt eine mehr oder weniger irreversible, über Jahre progredient verlaufende Einschränkung der Nierenfunktion dar, welche schließlich in die Urämie zu führen droht. Dieser Zustand tritt ein, wenn bereits mehr als zwei Drittel des gesamten Nierengewebes funktionsuntüchtig geworden sind, d. h. es sind immer beide Nieren betroffen. Das chronische Nierenversagen verdient hier eine gesonderte Abhandlung, da es weitgehend unabhängig von der zugrundeliegenden Nierenerkrankung allgemeingültige symptomatische Behandlungsmaßnahmen verlangt.

1. Ätiologie und Pathogenese

Ätiologie

Die häufigste Ursache einer chronischen Nierenfunktionseinschränkung ist wahrscheinlich die chronische Pyelonephritis, obwohl diese nicht immer ins urämische Terminalstadium führt. Frauen werden hiervon häufiger befallen als Männer. Unter den Patienten mit terminaler Niereninsuffizienz, welche schließlich mit der künstlichen Niere behandelt oder transplantiert werden müssen, befinden sich vorwiegend Männer mit chronischer Glomerulonephritis. Relativ häufig finden sich daneben noch die hereditären Nierenerkrankungen, vor allem die Cystennieren als Ursache des chronischen Nierenversagens. Mit abnehmender Häufigkeit folgen dann die diabetische Nephropathie, Nierenamyloidose, maligne Hypertonie, interstielle Nephritiden, wie Analgeticaniere und Gichtnephropathie, sowie seltenere andere chronische Nierenerkrankungen.

Pathogenese

Das klinische Syndrom der chronischen Niereninsuffizienz und der Urämie entsteht durch eine zunehmende Beeinträchtigung nahezu aller Funktionskreise des Organismus, wie Tabelle 24 zeigt.

Tabelle 24. Funktionskreise des Organismus, welche durch das chronische Nierenversagen gestört werden

- Herz und Kreislauf (Hypertonie, Perikarditis)
- Blutbildung (Anämie)
- Knochen (Osteomalacie, Fibroosteoklasie)
- Elektrolyt- und Wasserhaushalt (Hypo- oder Hyperkaliämie, Hypocalcämie, Hyperphosphatämie, Hypermagnesiämie, Hyponatriämie, Überwässerung)
- Endokrines System (Hypogonadismus, Hyperparathyreoidismus)
- Magen-Darm-Trakt (Resorptionsstörungen)
- Metabolismus (Vitamin-D-Abbau gestört)
- Haut (Exsiccose, Urämid)
- Nervensystem (periphere Neuropathie)
- Säure-Basen-Haushalt (renale Acidose)
- Lunge („fluid-lung“, Pleuritis)

Zum Teil sind heute schon differenzierte Kenntnisse über die Pathogenese einzelner Störungen, wie z. B. der Anämie oder der Osteopathie, vorhanden. Das eigentliche urämische Toxin ist aber noch nicht identifiziert. Harnstoff und Kreatinin scheinen weitgehend untoxisch zu sein.

2. Symptome und Verlauf

Im Frühstadium (Serum-Kreatinin bis etwa 5 mg %) bestehen trotz Polyurie, Anämie und Hypertonie oft erstaunlich wenig Beschwerden, vor allem bei Patienten mit Glomerulonephritis. Bei Patienten mit interstitieller Nephritis (Pyelonephritis etc.) können Störungen der tubulären Funktion frühzeitig therapiebedürftige Symptome machen. Dies betrifft vor allem die renale Acidose bei der chronischen Pyelonephritis, welche zu Abgeschlagenheit, Appetitlosigkeit und Übelkeit führt, sowie die Hypokaliämie, welche ebenfalls zu körperlicher Schwäche führt. Bei fortschreitender Niereninsuffizienz werden häufig Hypertonus, Hyperkaliämie und Flüssigkeitsretention zum therapeutischen Problem.

Wenn der Serum-Kreatininwert über 10 mg % angestiegen ist, muß in zunehmendem Maße mit dem Auftreten urämisch-toxischer Symptome gerechnet werden: Pleuritis, Perikarditis, Appetitlosigkeit, Übelkeit und Erbrechen, Schlaflosigkeit, körperliche Schwäche, Störung der sensiblen und motorischen Nervenleitung. Treten diese Symptome auf, so ist die Behandlung mit der künstlichen Niere einzuleiten oder die Nierentransplantation vorzubereiten.

3. Therapie

Die Behandlung des chronischen Nierenversagens ist symptomatisch und richtet sich nach dem klinischen Zustand des Patienten und den organischen und biochemischen Befunden.

3.1. Flüssigkeitshaushalt

Große Flüssigkeitsmengen von mehr als 2,5 Liter täglich trinken zu lassen, ist für den Patienten wertlos und belastet ihn. Auch die häufig noch angewandte, manchmal wochenlange Infusionstherapie im Krankenhaus ist nicht zu empfehlen.

Nierenkranke, die trinken können, brauchen keine Infusionen.

Trink- und Infusionskuren (mit dem Ziel, große Harnvolumina zu erzeugen) verbessern die Nierenfunktion nicht, belasten den Patienten und machen ihn bei stationärer Behandlung unnötig arbeitsunfähig.

Der polyurische Patient trinkt in der Regel spontan ausreichende Flüssigkeitsmengen. Getrunken werden darf nahezu alles, nur ist bei großen Trinkmengen der Natriumgehalt von Mineralwässern zu berücksichtigen, wenn ein Hypertonus vorliegt. Kaffee, Tee und Alkohol in normalen Grenzen schaden nicht.

Der Patient sollte sich frühzeitig im Verlauf des chronischen Nierenversagens daran gewöhnen, täglich sein Gewicht zu kontrollieren, um Wassereinlagerungen feststellen zu können.

3.2. Diät

Hauptgewicht ist auf die natriumarme Kost bei erhöhtem Blutdruck zu legen. Der Patient sollte keine Fleischkonserven und Wurstwaren zu sich nehmen und keinen Salzstreuer bei Tisch benutzen. Natriuretica (Diuretica) zeigen bei Niereninsuffizienz meist keine ausreichende Wirkung mehr (außer Lasix). Die Ansicht, die kranke Niere müsse unabhängig vom Blutdruck durch salzarme Kost entlastet werden, ist unrichtig. Gelegentlich muß sogar Kochsalz zugegeben werden, wenn nämlich die kranke Niere zuviel Natrium ausscheidet („salt-loosing-nephritis").

Patienten mit Hyperkaliämie müssen kaliumreiche Nahrungsmittel meiden, z. B. Schokolade, getrocknete Früchte, geräucherten Schinken, Bananen, Erbsen, Linsen, Bohnen; Kartoffeln sollten nur geschält und abgekocht genossen werden.

Wegen der Neigung zur Phosphatretention wäre auch eine phosphatarme Kost zu wünschen. Diese ist aber schwierig einzuhalten. Eine Diät, die sowohl eiweiß-, phosphat-, natrium- und kaliumarm ist, ist kaum genießbar.

Wichtigster Diskussionspunkt der Diätetik bei der chronischen Niereninsuffizienz ist die ausgewogene, eiweißreduzierte Kost, die sog. Kartoffel-Ei-Diät. Diese Diät ist einer einfachen Eiweißreduktion in unserer normalen Ernährung auf etwa 40 g/Tag unbedingt vorzuziehen. Die Kartoffel-Ei-Diät erlaubt es, die tägliche Eiweißmenge auf 25 g zu reduzieren und dabei die Zufuhr essentieller pflanzlicher (Kartoffeln) und essentieller tierischer (Eier) Aminosäuren normal zu halten. Über den klinischen Nutzen dieser Diät sind aber die Nephrologen nicht in allen Punkten einig. Die unter der Kartoffel-Ei-Diät zu beobachtende Senkung des Serum-Harnstoff-Spiegels scheint ohne praktischen Nutzen für den Patienten zu sein. Harnstoff als solcher ist ungiftig. Man geht in letzter Zeit mehr dazu über, auf die Eiweißreduktion in der Ernährung niereninsuffizienter Patienten zu verzichten, da bei der streng eiweißreduzierten Kost — trotz ausgewogener Zusammensetzung — ein chronischer Eiweißmangel befürchtet wird.

3.3. Hypertonus

Der erhöhte Blutdruck muß auch bei Patienten mit Niereninsuffizienz normalisiert werden. Die oft befürchtete Verschlechterung der Nierenfunktion bleibt nach Normalisierung des Blutdrucks meist aus, und dem Patienten werden schwerwiegende Hochdruckkomplikationen erspart, die nach Erreichen des

Tabelle 25. Verhalten von Blutdruck und Serum-Kreatinin-Spiegel bei drei Patienten mit fortgeschrittenem chronischen Nierenversagen verschiedener Genese. Trotz Normalisierung des erheblich erhöhten Blutdrucks, kommt es nicht zu einer klinisch relevanten Verschlechterung der Nierenfunktion, wie vielfach befürchtet wird.
Der Hypertonus muß auch bei Nierenkranken in jedem Stadium der Erkrankung wegen der schwerwiegenden Spätfolgen des unbehandelten Hochdrucks konsequent behandelt werden.

	Diagnosen Nephrosklerose	Cystennieren	Chron. Glomerulonephritis
Vor Therapie			
RR (mm Hg)	200/100	220/110	240/140
Kreatinin (mg%)	7,0	4,1	7,5
Während Therapie			
RR (mm Hg)	150/80	130/80	145/85
Kreatinin (mg%)	6,3	4,7	8,1
Dauer (Wochen)	3	6	9
Antihypertensivum	Catapresan	Adelphan Catapresan	Catapresan Modenol

Stadiums der terminalen Niereninsuffizienz ein Weiterleben mit der künstlichen Niere erschweren oder gar unmöglich machen könnten (s. Kapitel „renale Hypertonie" und Tabelle 25).

3.4. Digitalis

Ein besonderes Problem stellt die Digitalisbehandlung bei fortgeschrittener Niereninsuffizienz dar. Empfehlungen zur Verwendung von Glykosiden, welche vorwiegend extrarenal ausgeschieden werden und Tabellen zur schematisierten Dosisreduktion je nach Kreatinin-Spiegel oder -Clearance haben sich in der Praxis nicht recht bewährt. Es kommt beim Nierenversagen besonders häufig zur Digitalisintoxikation. Grundsätzlich sollte man bei Niereninsuffizienz mit der Indikation zur Digitalisbehandlung zurückhaltend sein und sich des therapeutischen Nutzens in jedem einzelnen Fall vergewissern, wenn man meint, ohne Digitalis nicht auskommen zu können.

3.5. Elektrolythaushalt

Hier ist an erster Stelle der Serum-Kalium-Spiegel von Bedeutung. Bei interstitieller Nephritis, z. B. bei Pyelonephritis, findet sich häufig eine Hypokaliämie (Serum-Kalium-Spiegel unter 3,5 mval/l) infolge vermehrten Kaliumverlustes durch die Tubuli. Im übrigen tritt die Hypokaliämie auch häufig als Folge der regelmäßigen Anwendung von Saluretica (Diuretica) auf. Die Hypokaliämie macht meist typische Symptome.

Hypokaliämie

Körperliche Schwäche bei Nierenkranken kann ein Symptom der Hypokaliämie sein.

Die Hypokaliämie ist in der Regel durch orale Gabe von Kaliumpräparaten und Absetzen der Diuretica gut zu beeinflussen. Seltener treten nahezu unbehandelbare Kaliumverluste mit Entwicklung einer Kachexie auf. Bei der Anwendung der kaliumsparenden Diuretica Aldactone und Amilorid im Stadium der Niereninsuffizienz ist sorgfältig auf die Entwicklung einer Hyperkaliämie zu achten.

Hyperkaliämie

Die Hyperkaliämie (Serum-Kalium-Spiegel über 5,5 mval/l) ist die gefährlichste Komplikation des akuten und chronischen Nierenversagens. Im EKG kündigt sich die Hyperkaliämie in der Regel frühzeitig durch hohe, spitze T-Wellen an.

Die Hyperkaliämie macht nahezu keine klinischen Symptome und führt zum plötzlichen Herztod durch Kammerflimmern.

Vor der Hyperkaliämie kann man seine Patienten nur schützen, indem man bei fortschreitender Niereninsuffizienz regelmäßig die Serum-Kalium-Spiegel kontrolliert. Beginnen diese anzusteigen, ist kaliumarme Kost (s. Diät) zu verordnen und notfalls ein Kationenaustauscher oral zu verabreichen, z. B. Calcium-Serdolit 1 Meßbecher täglich. Meist tritt dieser Zustand aber erst ein, wenn es Zeit zur Dauerdialysebehandlung ist. Weitere Hinweise zur Hyperkaliämie finden sich im Kapitel „Nephrologische Notfälle".

Auf die Rolle des Natriums wurde bei der Besprechung der Diät schon eingegangen.

Calcium-Phosphat-Stoffwechselstörung

Zu erwähnen ist noch der bei chronischer Niereninsuffizienz obligatorische chronische *Calciummangel* durch verminderte Calciumresorption am Magen-Darm-Trakt. Typisch für die Hypocalcämie (Serum-Calcium unter 3,5 mval/l) ist, daß selbst bei ausgeprägten Formen praktisch nie tetanische Symptome auftreten. Die Bedeutung der Hypocalcämie liegt darin, daß sie die Nebenschilddrüse stimuliert und einen sekundären Hyperparathyreoidismus verursacht. Dieser kann gemeinsam mit anderen den Knochen schädigenden Faktoren nach Jahren, meist im Dialysestadium, zum therapeutischen Problem werden. Wir streben daher heute frühzeitig eine Normalisierung des Calciumhaushaltes an. Als einfachstes Mittel kann die Gabe von Calcium-Tabletten empfohlen werden. Die zusätzliche Gabe von Vitamin D ist nicht ungefährlich und darf nur unter strenger Überwachung des Serum-Calcium-Spiegels durchgeführt werden. Die Vitamin-D-Intoxikation führt zu wochen- bis monatelang anhaltender Hypercalcämie.

Im Endstadium des chronischen Nierenversagens muß auch die meist erhebliche Phosphatretention behandelt werden, da es bei einem Calcium-Phosphat-Produkt von mehr als 70 (gemessen in mg%) zur Ausfällung des Calcium-Phosphats in den Geweben kommen kann. Durch Gabe von 3–10 g Aluminiumhydroxyd (Aludrox) täglich kann die Phosphatresorption durch den Magen-Darm-Trakt so verringert werden, daß normale Serum-Phosphor-Spiegel zu erzielen sind.

3.6. Acidose

Die Acidose ist wie die Hypokaliämie vorwiegend ein Problem der chronischen interstitiellen Nephritis (z. B. Pyelonephritis) und tritt bei diesen Patienten schon im Frühstadium der Nierenfunktionseinschränkung auf. Klagen Patienten mit chronischer Niereninsuffizienz über Übelkeit und Erbrechen, so ist dies keineswegs immer ein Zeichen der Urämie, sondern sehr häufig Folge der renalen Acidose.

Die Acidose führt zu körperlicher Schwäche, Übelkeit und Erbrechen sowie zur sog. Kussmaulschen Atmung.

Urämische Symptome sind erst bei einem Serum-Kreatinin-Wert von über 10 mg% zu erwarten. Die Acidose kann nur mit der Blutgasanalyse quantitativ erfaßt werden. Dabei kann der pH-Wert noch nahezu normal sein, aber es zeigt sich ein erhebliches Basendefizit, welches eine Therapie mit Puffersubstanzen rechtfertigt.

Durch Verabreichung kleiner Mengen Natriumbicarbonat oder des in der Praxis bewährten, im Handel befindlichen Acetolyt® kann die Acidose innerhalb von 1–2 Tagen beseitigt und dem Patienten häufig zu vollem Wohlbefinden verholfen werden. Andererseits muß aber nicht jede leichte renale Acidose behandelt werden, wenn der Patient keine Beschwerden durch sie hat.

3.7. Andere Komplikationen

Polyneuropathie, Perikarditis und Pleuritis stellen Symptome dar, welche Anlaß zum Beginn der Dauerdialysebehandlung sind. Desgleichen sollte ein unbehandelbarer Hypertonus als Indikation zur Vorverlegung des Dialysebeginns angesehen werden.

3.8. Maßnahmen im Endstadium des chronischen Nierenversagens

Jeder Nierenkranke mit fortschreitender Niereninsuffizienz muß frühzeitig darauf vorbereitet werden, daß er eines Tages nur mit der künstlichen Niere oder mit einem Nierentransplantat weiterleben kann.

Ziel der Führung des Patienten mit chronischem Nierenversagen ist es, ihn nach Möglichkeit bis ins Dialyse- oder Transplantationsstadium arbeitsfähig zu halten. Patienten mit chronischem Nierenversagen sollten schon bei Kreatininwerten von 2 mg% einem Kollegen mit Dialyseerfahrung vorgestellt werden. Im folgenden sind die wichtigsten Maßnahmen zur Erzielung einer optimalen Rehabilitation von Patienten mit terminalem Nierenversagen angegeben.

— Während des oft langjährigen Krankheitsverlaufes ist häufiger Krankenhausaufenthalt (z. B. für unnötige Infusionskuren) zu vermeiden. Infusionen nutzen dem Patienten oft nicht viel, führen aber zum Verlust des Arbeitsplatzes und zur Invalidisierung.

— Rechtzeitige Umschulung auf einen Beruf, der auch im Dialysestadium bewältigt werden kann, ist anzustreben.

— Frühzeitige Vorbereitung für den extrakorporalen Blutkreislauf während der Dialysebehandlung ist ausschlaggebend für einen reibungslosen Übergang ins Dialysestadium. Es muß eine arterio-venöse Fistel am Unterarm, die sog. Cimino-Fistel, angelegt werden.

— Rechtzeitiger Beginn der Dialysetherapie ist anzustreben, d. h. sobald der Patient sich nicht mehr in der Lage fühlt, zur Arbeit zu gehen, seine gewohnten Spaziergänge zu machen oder über tägliche Übelkeit klagt, ist die Dialysebehandlung einzuleiten. Die Serum-Kreatinin-Werte liegen zu diesem Zeitpunkt zwischen 10 und 20 mg%. Bei Kreatininwerten unter 10 mg% ist in der Regel kein Gewinn durch die Dauerdialysebehandlung zu erwarten.

Weitere Erläuterungen zur Dauerdialysebehandlung finden sich im Kapitel „Dialyse und Transplantation“.

VIII. Nephrologische Notfälle

Akut lebensbedrohliche Zustände treten beim akuten oder chronischen Nierenversagen eigentlich nur in zwei Formen auf:

1. als schwere Hyperkaliämie mit drohendem Kammerflimmern;
2. als Überwässerung mit Entwicklung der sog. „fluid lung“ (interstitielles Lungenödem).

Beide Komplikationen können innerhalb weniger Stunden nach Auftreten der ersten ernsthaften Symptome zum Tod führen.

1. Hyperkaliämie

Erkennung der lebensbedrohlichen Hyperkaliämie

Der Serum-Kalium-Spiegel liegt normalerweise zwischen 3,5 und 5,0 mval/l. Bei Serumwerten von 8,0 und mehr mval/l ist mit der Gefahr des Herzkammerflimmerns zu rechnen. Die Hyperkaliämie ist besonders gefährlich, da sie keine eindeutigen Symptome macht, die von jedem Arzt sofort richtig gedeutet werden können. Arzt und Patient können sich davor am besten schützen, indem bei fortgeschrittenem Stadium einer akuten oder chronischen Niereninsuffizienz stets an die Möglichkeit der Hyperkaliämie gedacht wird und häufig Serum-K-Kontrollen durchgeführt werden oder ersatzweise ein EKG angefertigt wird.

Das EKG hat den Vorteil, bei bestehender Hyperkaliämie anzuzeigen, wie gefährdet der Patient durch seine Hyperkaliämie ist. Bei welcher Serum-Kalium-Konzentration Kammerflimmern auftritt, ist im Einzelfall nicht vorhersehbar. Je breiter der QRS-Komplex und je mehr QRS und T in eine Sinuswelle übergehen, um so kritischer ist die Situation. Deshalb sollte immer, wenn ein deutlich erhöhter Serum-Kalium-Spiegel festgestellt wird, auch ein EKG angefertigt werden, um zu wissen, wie intensiv die im folgenden beschriebenen Behandlungsmethoden angewandt werden müssen.

Behandlung der Hyperkaliämie

Eine *leichte Hyperkaliämie* mit Serum-Kalium-Werten zwischen 5 und 6 mval/l stellt noch keine Gefährdung des Patienten dar, zeigt aber, daß dieser einem erhöhten Risiko ausgesetzt ist. Folgendes Vorgehen empfiehlt sich (Tabelle 26).

Tabelle 26. Vorgehen bei leichter Hyperkaliämie (5–6 mval/l)

- Patient über das Risiko aufklären
- Kaliumarme Diät (etwa auf 1000–1500 mg Kalium pro Tag beschränkt) anordnen: (genaues Studium des Kalium-Gehaltes der Nahrungsmittel erforderlich, z. B. enthalten 100 g frische Kartoffeln schon 400 mg Kalium, 100 g Rosinen 700 mg Kalium).
- Serum-Kalium-Kontrollen zunächst jede Woche.
- Bei unbefriedigender Einstellung des Kalium-Wertes, wenn z. B. Schwierigkeiten mit der Einhaltung der kaliumarmen Diät auftreten, sollten Kalium-Austauschharze oral gegeben werden, z. B. Resonium, Aluminium- oder Calcium-Serdolit etwa 20 g täglich. Im Magen-Darm-Trakt bindet 1 g dieser Harze etwa 40 mg Kalium.

Bei *höheren Serum-Kalium-Spiegeln* von 6–8 mval/l ist der Patient zunehmend gefährdet. In der Regel ist folgendes Vorgehen zu empfehlen (Tabelle 27).

Tabelle 27. Vorgehen bei höheren Serum-Kalium-Spiegeln von etwa 6–8 mval/l:

- Stationär aufnehmen lassen.
- EKG anfertigen.
- Finden sich nur zeltförmige T-Wellen, kann der Therapieerfolg mit kaliumarmer Diät und oral verabreichten Austauschharzen abgewartet werden (etwa 2 × 30 g Calcium-Serdolit am ersten Tag).
- Finden sich verbreiterte QRS-Komplexe, ist das Intensivprogramm (wie im nächsten Absatz beschrieben), einzuleiten.
- Es ist erforderlich, daß täglich der Serum-Kalium-Spiegel bestimmt wird, bis ein stabiler Zustand erreicht wird. Mit Ionenaustauschharzen können bei Überdosierung Hypokaliämien hervorgerufen werden.

Bei Serum-Kalium-Spiegeln von mehr als 8 mval/l ist der Patient in einem akut lebensbedrohlichen Zustand. In der Regel zeigt das EKG auseinanderweichende QRS-Komplexe. Folgendes Vorgehen hat sich bewährt (Tab. 28).

Tabelle 28. Intensivprogramm bei lebensbedrohlicher Hyperkaliämie

- Sofort unter EKG-Kontrolle 10–30 ml 20%ige NaCl-Lösung oder 10%ige Calciumlösung intravenös injizieren. Darunter kommt es innerhalb von Minuten zur Normalisierung des EKG-Befundes und die Gefahr des Kammerflimmerns ist augenblicklich abgewendet, aber nur für 15–30 min. Dann muß die Injektion wiederholt werden. Dadurch gewinnt man aber die lebensrettende Zeit für einen Krankenwagentransport in die nächste Klinik.
- Parallel zur Elektrolyt-Injektion sollte auch die etwas länger anhaltende Wirkung des Glucose-Insulin-Tropfs ausgenützt werden (500 ml 10%ige Glucose mit 15–20 E Alt-Insulin langsam i. v.). Dabei wird Kalium mit Glucose in die Zellen geschleust und der intra-extra-celluläre Kaliumgradient angehoben. Im Gegensatz zur Injektion von hochkonzentrierten Natrium- und Calciumlösungen, wobei der Serum-Kalium-Spiegel sich nicht ändert, kommt es unter Glucose-Insulin-Infusion zum Abfall des hohen Serum-Kalium-Spiegels.
- Werden zusätzlich 30 g eines Ionenaustauschharzes oral und zugleich 30 g rectal verabreicht, was nötigenfalls alle 3–6 Std. wiederholt werden kann, ist es möglich, jede bedrohliche Hyperkaliämie erfolgreich zu behandeln.

Die *Dialysebehandlung* ist ebenfalls eine wirksame Behandlungsmethode der Hyperkaliämie, hat aber als alleinige Maßnahme gegenüber dem geschilderten Vorgehen 3 wichtige Nachteile:

1. Die Vorbereitung zur Dialyse kostet lebenswichtige Zeit.
2. Der Effekt setzt erst allmählich in 1–2 Std. ein, zumal für die Hämodialyse meist nur kaliumarme, aber keine kaliumfreien Dialysate zur Verfügung stehen.
3. Die Möglichkeit zur Hämodialyse ist nicht an jedem Ort gegeben.

2. Überwässerung

Im Endstadium der chronischen Niereninsuffizienz oder bei der akuten Oligurie neigt jeder Patient zur Einlagerung von Wasser. Periphere Ödeme sind eine harmlose Auswirkung der Wasserretention. Durch Wiegen läßt sich feststellen, daß diese Patienten bis zu 10% und mehr ihres Körpergewichts als überschüssiges Wasser retinieren können. Bemerkenswerterweise bleibt die Lunge lange frei von Ödemwasser. Unter der Urämie kommt wahrscheinlich ein zusätzlicher Faktor hinzu, der das Auftreten der „fluid lung" (Flüssigkeitslunge) fördert. Die „fluid lung" ist ein interstitielles Lungenödem.

Kennzeichen der „fluid lung"

- ▶ Der Patient mit „fluid lung" klagt über Luftnot und Enge in der Brust.
- ▶ Die Auskultation des schwer nach Luft ringenden Patienten ergibt typischerweise keinen besorgniserregenden Befund, da sich die Flüssigkeit nicht wie beim Lungenödem des Herzkranken in den Alveolen ansammelt. Dies führt gelegentlich zu einer gefährlichen Verzögerung der Diagnosestellung.
- ▶ Das Röntgenbild zeigt eine charakteristische schmetterlingsförmige Verschattung um den Lungenhilus.
- ▶ Schon bei relativ geringem Flüssigkeitsentzug bessern sich die Beschwerden des Patienten.

Therapie der „fluid lung"

- ■ Lasix i. v. geben und Einweisung ins Krankenhaus, in schweren Fällen unter Sauerstoffbeatmung.
- ■ In der Regel ist sofortige Hämo- oder Peritonealdialyse erforderlich. Schon nach 1–2 Std. Dialyse bemerkt der Patient eine Besserung der Atemnot.
- ■ Durch sorgfältige Überwachung des Flüssigkeitshaushaltes (tägliches Wiegen) kann dem Auftreten der „fluid lung" prophylaktisch begegnet werden.

IX. Dialyse und Transplantation

1. Dialysebehandlung

Bei der Dialysebehandlung unterscheidet man die akute Dialyse für Patienten mit vorübergehender Nierenfunktionseinschränkung oder mit einer Vergiftung durch eine dialysierbare Substanz (Schlafmittel, Thallium etc.) von der chronischen Dialyse für Patienten mit irreversiblem Nierenversagen. Hier soll nur auf die Dauerdialysebehandlung der letzteren Patientengruppe eingegangen werden.

1.1. Häufigkeit, Überlebenszeit und Kosten

Mit Hilfe der künstlichen Niere können Patienten, welche keine ausreichende Nierenfunktion mehr haben, oder bei denen beide Nieren entfernt worden sind, nicht nur am Leben, sondern in der Regel für viele Jahre arbeitsfähig erhalten werden. Viele Patienten können damit rechnen, länger als 10 Jahre mit der Dauerdialysebehandlung zu überleben (s. Abb. 5).

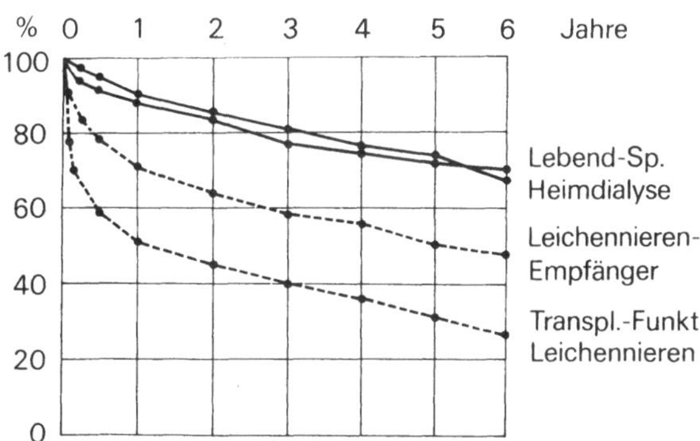

Abb. 5. Überlebenszeit von Patienten unter Heimdialysebehandlung, nach Transplantation lebend gespendeter Nieren und nach Leichennierentransplantation sowie Dauer der Funktionstüchtigkeit von transplantierten Leichennieren in Europa 1970–1972 (nach EDTA-Report, 1973)

In Deutschland wird *Dauerdialyse* erst in den letzten 5 Jahren in größerem Ausmaß betrieben. Es wird damit gerechnet, daß in der Bundesrepublik jedes Jahr 40 Patienten pro 1 Million Einwohner neu zur Dialysebehandlung oder zur Nierentransplantation aufgenommen werden müssen. Das bedeutet bei der langen Überlebenszeit an der künstlichen Niere, daß jährlich mehr Dialyseeinrichtungen geschaffen werden müssen als im Jahr zuvor bestanden. Mit anderen Worten, die Gesamtzahl der Patienten, welche mit Hilfe der künstlichen Niere oder der Nierentransplantation am Leben erhalten werden, steigt von Jahr zu

Jahr, wie Abb. 6 darstellt. Es ist noch nicht abzusehen, wann sich ein Gleichgewicht zwischen den neu benötigten und den freiwerdenden Dialyseplätzen eingestellt haben wird.

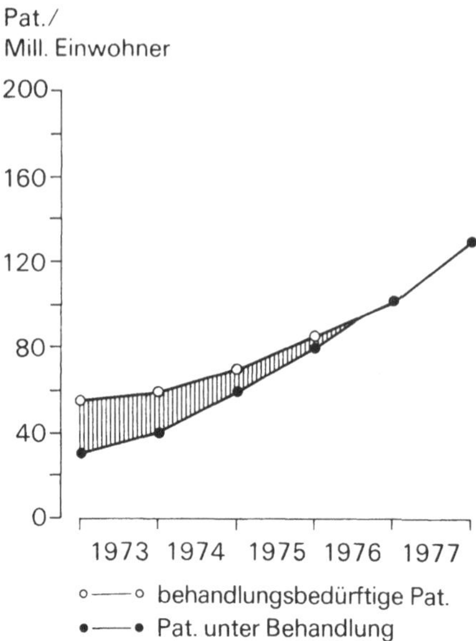

Abb. 6. Voraussichtliches Anwachsen der Zahl der mit einer Transplantatniere oder Dauerdialyse in Europa lebenden Patienten im Lauf der nächsten drei Jahre. Gegenwärtig gibt es noch mehr behandlungsbedürftige Patienten in Europa als tatsächlich behandelt werden können (nach EDTA-Report, 1973)

Die Dialysebehandlung kostet gegenwärtig etwa 40000–90000 DM pro Jahr und Patient, je nachdem unter welchen Bedingungen die Dialyse stattfindet (Heim- oder Krankenhausdialyse, Einmaldialysator oder wiederverwendbarer Dialysator). Eine Dialysemaschine kostet 20000–30000 DM und ist in etwa 4 Jahren abgeschrieben. Die Kosten für die Dauerdialysebehandlung tragen in der Bundesrepublik Deutschland in der Regel die Krankenkassen.

1.2. Praktische Durchführung der Dialysebehandlung

Grundsätzlich kann sowohl die akute als auch die Dauerdialysebehandlung als Peritoneal- und als Hämodialyse betrieben werden. Bei der Peritonealdialyse wird unter Lokalanaesthesie, wie zur Ascitespunktion, vorzugsweise in der Linea alba 1–2 cm unterhalb des Nabels ein Stilettkatheter eingeführt, durch welchen in Abständen von 20–30 min. 1 ½ bis 2 l einer sterilen Elektrolytlösung in die Peritonealhöhle eingebracht und wieder abgelassen werden. Durch das Peritoneum erfolgt der Stoffaustausch zwischen dem Blut und der Spüllösung. Durch

Veränderung der Osmolarität des Spülwassers kann dem Patienten auch mehr oder weniger Wasser entzogen werden. In Deutschland hat sich für die Dauerdialysebehandlung, wie in den meisten übrigen Teilen der Welt, eigentlich nur

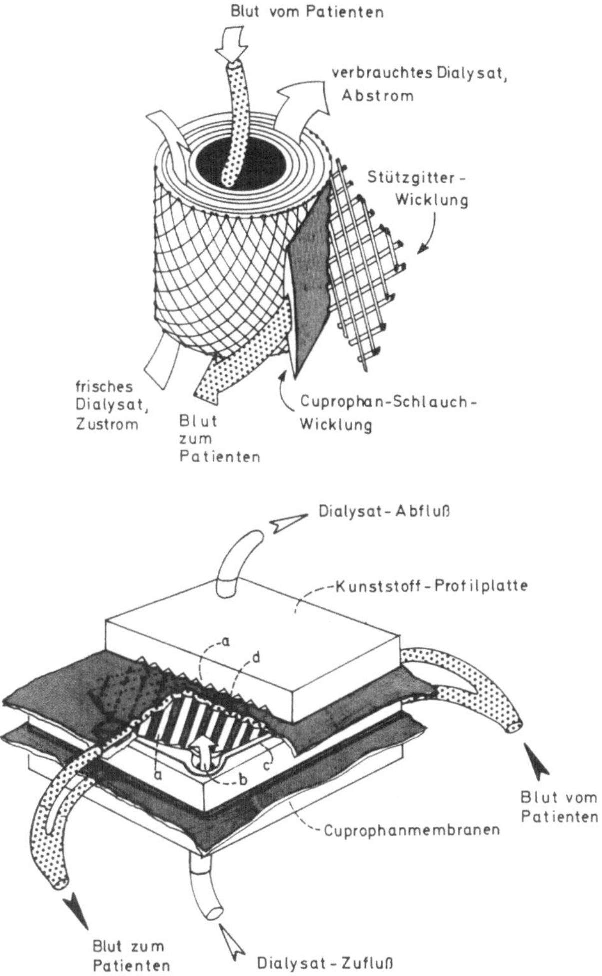

Abb. 7. Schematische Darstellung eines Spulen- und eines Plattendialysators. Das Prinzip ist bei beiden Dialysatoren gleich: das Blut wird als dünner Film zwischen zwei cellophanähnlichen Membranen entlanggeführt. Die Außenseite der Membran wird mit dem Dialysewasser bespült

die Hämodialyse durchgesetzt. Bei der *Hämodialyse* wird das Blut des Patienten als dünner Blutfilm zwischen 2 Lagen einer cellophanähnlichen Membran (Cuprophan) mit einer Oberfläche von etwa 1 qm und einer Dicke von 10–20 μ geleitet. Die Außenseite dieser Membran wird mit einer besonders zusammengesetzten Elektrolytlösung bespült. Moleküle bis zu einem Molekulargewicht von 1000–2000 können die Dialysemembran passieren und vom Blut ins Dialysewasser geschleust werden, sofern für den betreffenden Stoff ein Konzentrationsgefälle besteht. Da bestimmte Ionen dem Blut nicht unbegrenzt entzogen werden dürfen, wird das Dialysewasser mit diesen Stoffen in etwa physiologischer Konzentration vorbeladen (K, Na, Cl, Ca und Mg).

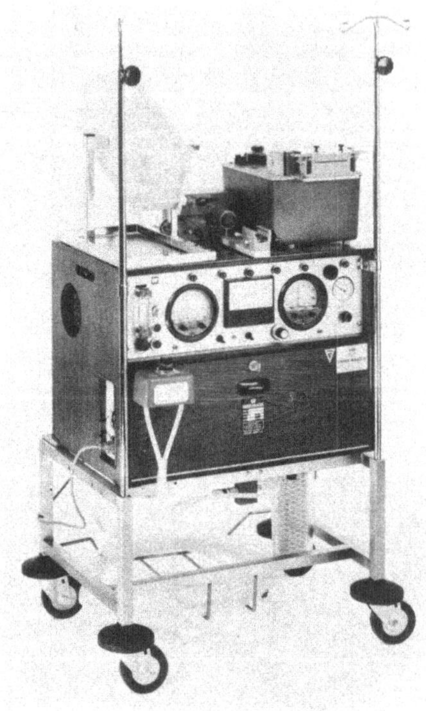

Abb. 8. Der sog. Monitor einer künstlichen Niere. Der Monitor hat die Aufgabe, für einen gleichmäßigen Blut- und Wasserstrom im Dialysator zu sorgen, das Waschwasser auf etwa 38° C zu erwärmen und eine Vielzahl von Kontrollfunktionen zu erfüllen. Damit ist es möglich, sichere, automatisch überwachte Nachtdialysen bei schlafendem Patienten durchzuführen. Jede denkbare Störung wird vom Monitor registriert, durch akustischen Alarm gemeldet und der Blutstrom automatisch angehalten

Die Vorrichtung, in welcher die Dialysemembran aufgespannt ist und in der Blut- und Wasserstrom zusammengeführt werden, bezeichnet man als *Dialysator* (s. Abb. 7). Der übrige Apparat zur Förderung des Blut- und Wasserstroms und zur Überwachung des gesamten Dialysevorgangs ist der sog. Monitor, wie er in Abb. 8 dargestellt ist.

Während einer etwa 8stündigen Dialyse, welche jeden 2.–3. Tag durchgeführt werden muß, werden 60–100 l Blut durch den Dialysator gepumpt und bis zu 400 l Dialysewasser verbraucht.

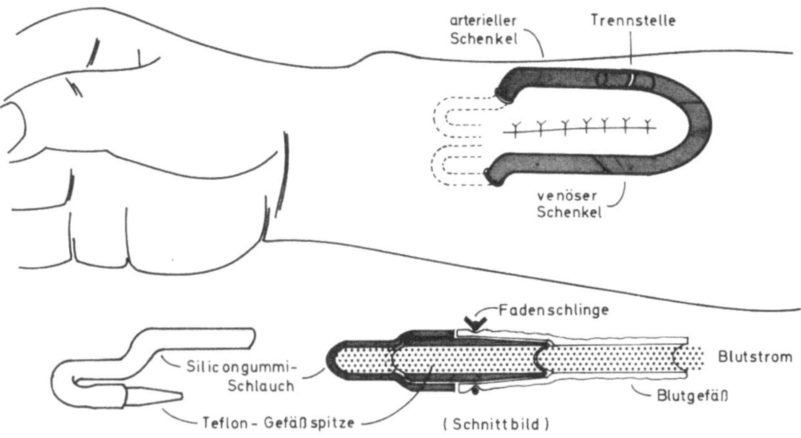

Abb. 9. Der „klassische“ Scribner-Shunt für die Dauerdialysebehandlung. Je ein Silikongummischlauch mit einer Teflonspitze wird in die Arteria radialis und in eine Unterarmvene eingeführt und mit einem Seidenfaden fixiert. Die beiden Schläuche werden durch die Haut nach außen geführt und kurzgeschlossen. Zur Dialyse werden die Schläuche getrennt und an den Dialysator angeschlossen. Heute wird dieser Gefäßzugang nur noch für akute Dialysen benützt

Ein besonderes Problem stellt der *Gefäßzugang* beim Patienten dar. Um dreimal wöchentlich über viele Jahre während der Dialyse etwa 200 ml Blut pro Minute beim Patienten entnehmen und wieder zurückführen zu können, bedarf es einer speziellen Vorbereitung des Gefäßsystems. In den Anfangsjahren der chronischen intermittierenden Dialyse verschaffte man sich einen beliebig oft benutzbaren Zugang zum Kreislauf, indem je ein Silikongummischlauch in die Arteria radialis und eine große Unterarmvene eingelegt wurden. Diese Schläuche wurden durch Hautöffnungen nach außen geleitet und kurzgeschlossen (s. Abb. 9). Dadurch entstand ein kräftiger Blutstrom, der Thrombosierungen in den beteiligten Gefäßen weitgehend verhinderte. Als bessere Lösung erwies sich später die subcutane AV-Fistel nach Cimino, die heute fast ausschließlich benutzt wird. Dabei wird die Arteria radialis mit einer großen Unterarmvene direkt verbunden, wie in Abb. 10 dargestellt ist. Dies führt zu einer Erweiterung der Vene, da sie unter arteriellen Druck mit hohem Blutfluß gesetzt ist. Die so präparierte Vene läßt sich jahrelang mit großlumigen Nadeln beliebig oft punktieren und liefert den für die Dialyse benötigten Blutstrom.

Diese künstlich geschaffenen AV-Fisteln können bis zu 30% des Herzzeitvolumens im Kurzschluß zum Herzen zurückführen (Shunt). Bemerkenswerterweise kommt es dabei kaum zu klinisch manifester Kreislaufüberlastung.

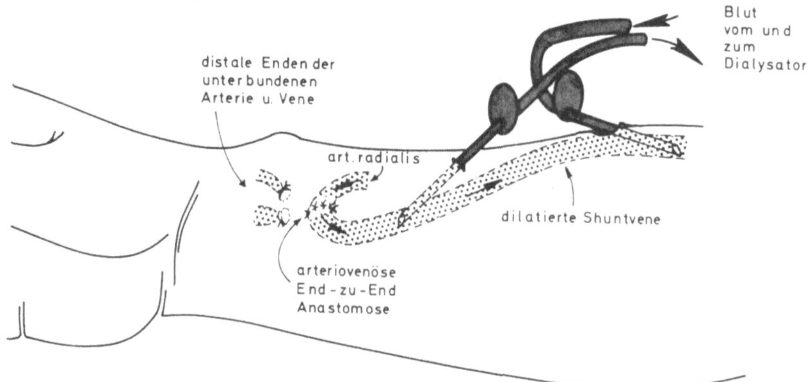

Abb. 10. Der heute übliche Cimino-Shunt zur Dauerdialysebehandlung. Die Arteria radialis wird mit einer großen Unterarmvene anastomosiert. Dadurch gerät die Vene unter einen arteriellen Blutstrom und -druck und dilatiert. Die so präparierte arterialisierte Vene läßt sich jahrelang beliebig oft mit großlumigen Kanülen punktieren

1.3. Indikation zur Dialysebehandlung und Organisation der Dauerdialysebehandlung

Als Indikation zur Dialysebehandlung gilt grundsätzlich jeder lebensbedrohliche Zustand, der durch die künstliche Niere beseitigt werden kann. Dies betrifft demnach die akute und chronische Urämie sowie bestimmte exogene und endogene Vergiftungszustände. Hier soll eingehender die Indikation zur Dauerdialysebehandlung abgehandelt werden.

Die besten Rehabilitationsergebnisse haben Patienten mit primär und vorwiegend die Nieren betreffenden Krankheiten, z. B. Patienten mit chronischer Glomerulonephritis, chronischer Pyelonephritis und anderen Formen der interstitiellen Nephritis sowie Patienten mit hereditären Nierenleiden. Aber auch Patienten mit Lupus-Nephritis, diabetischer Nephropathie, Nierenamyloidose und Plasmocytom sind mit befriedigendem Erfolg dialysiert worden. Auch werden Patienten von mehr als 60 Jahren sowie Kinder mit gutem Erfolg dialysiert.

Die Dauerdialysebehandlung kann als Heimdialyse oder als ambulante Zentraldialyse durchgeführt werden. Die Heimdialyse hat sich als beste Form dieser Behandlungsmethode erwiesen, nachdem sich zeigte, daß nahezu jeder Patient den Umgang mit der künstlichen Niere und sogar das Punktieren der Shuntvene selbst erlernen kann. In der Bundesrepublik gab es Ende 1973 2100 Dialysepatienten, wovon etwa 600 Heimdialyse betrieben.

Tödliche Komplikationen sind bei der Heimdialyse so gut wie unbekannt. Nach den Erfahrungen unserer Klinik sind bei etwa 50% aller Dauerdialysepatienten gute Voraussetzungen für die Heimdialyse (Familienzusammenhang,

Räumlichkeiten etc.) gegeben. Bei den übrigen Patienten handelt es sich zu 25–30% um solche, welche die Selbstbehandlung erlernen können, aber keinen Partner zur Assistenz in der Familie haben. Für diese Patienten werden in Zukunft sog. *Zentraldialysestationen* geschaffen, wo sie in möglichst eigenheimähnlicher Umgebung außerhalb einer Klinik alles zur „do it yourself-Dialyse" Notwendige vorfinden, einschließlich geschulten Personals. Der große Nachteil solcher zentraler Institutionen liegt darin, daß der Patient unter Umständen lange Anreisewege hat.

In den Klinikdialysestationen sollten möglichst nur Schwerkranke behandelt werden, welche der täglichen ärztlichen Überwachung bedürfen. Wenn die Dialysebehandlung nachts durchgeführt wird, was praktisch nur zu Hause und in Zentraldialysestationen möglich ist, kann der größte Teil der Patienten voll arbeitsfähig gehalten werden.

2. Nierentransplantation

2.1. Medizinische und organisatorische Probleme

Für die Nierentransplantation kommen ältere Kinder und Erwachsene bis zu einem Alter von etwa 50 Jahren in Frage. Eine gut funktionierende Transplantatniere stellt in der Regel in kurzer Zeit die volle Gesundheit wieder her und wäre damit das oberste erreichbare Ziel der Versorgung chronisch urämischer Patienten. Leider ist die Chance, auf lange Sicht eine gut funktionierende Niere zu bekommen, bis heute noch nicht sehr groß.

Das ungelöste Problem ist immer noch die akute und chronische Abstoßung des fremden Organs. Es können heute eine Vielzahl sog. Transplantationsantigene neben der Blutgruppe bei allen Patienten, welche eine Niere spenden oder empfangen sollen, bestimmt werden. Aber selbst bei optimaler Übereinstimmung der Blutgruppen und der heute bekannten Transplantationsantigene zwischen Spender und Empfänger kommt es fast immer früher oder später zur Abstoßung des Transplantates. Offenbar fehlt noch die Kenntnis einer großen Zahl weiterer an der Transplantation beteiligter Antigene. Das beweist der hervorragende Erfolg bei der Transplantation einer Niere von einem eineiigen Zwilling auf den anderen. Auch die Anwendung des Cortisons und anderer sog. Immunsuppressiva hat der Fremdnierentransplantation bisher nicht zum gewünschten Dauererfolg verholfen.

Gegenüber den immunologischen Problemen können die chirurgischen Probleme bei der Transplantation als gelöst betrachtet werden.

Tabelle 30 gibt einen Überblick über Ursachen, welche zum Transplantatversagen führen.

Wie aus Abb. 11 hervorgeht, wird die Transplantatniere in die Fossa iliaca gelegt und an die Arteria und Vena iliaca interna angeschlossen. Die Nieren des

Empfängers werden heute vielfach belassen, während man früher grundsätzlich bei oder vor der Transplantation eine beidseitige Nephrektomie durchführte.

Bei der Transplantation sind folgende Begriffe zu unterscheiden: *Lebendspender* ist ein Mensch, der eine seiner beiden normal funktionierenden Nieren entfernen und einem Urämiekranken übertragen läßt. *Leichennieren* sind funktionell gut erhaltene Nieren, welche bei frisch Verstorbenen sofort nach dem finalen Kreislaufstillstand entnommen und bis zu mehreren Tagen konserviert werden können. *Überlebenszeiten* werden sowohl für die Empfänger von transplantierten Nieren als auch für die transplantierte Niere selbst angegeben, wodurch leicht Verwirrung geschaffen werden kann. Als *Transplantat* wird die verpflanzte Niere bezeichnet. Im Jahre 1972 wurden in Europa mehr als 1500 Nierentransplantationen durchgeführt. Nur 165 davon betrafen die Verpflanzung lebend gespendeter Nieren, fast ausschließlich von nahen Verwandten des Patienten. Es wurden mehr als 1300 Leichennieren verpflanzt.

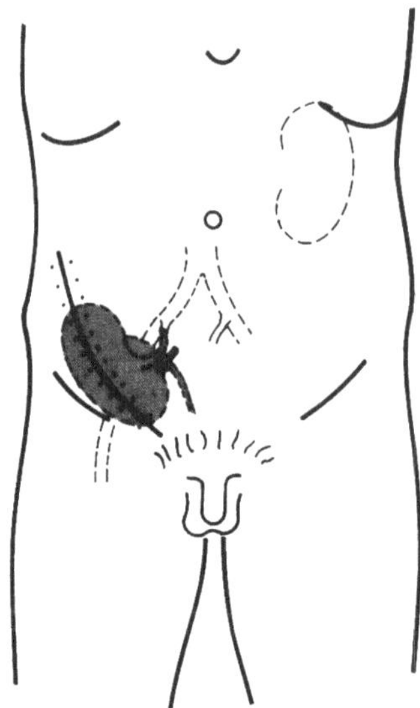

Abb. 11. Lage der transplantierten Niere in der Fossa iliaca. Diese Position ist operativ sehr gut zu erreichen und nahe an der Harnblase, in welche der kurze Ureter des Transplantates implantiert werden muß. Der Gefäßanschluß erfolgt über die Arteria iliaca interna und die entsprechende Vene

Die Leichennierenverpflanzung ist eine sehr aufwendige Methode. Es kommt darauf an, die Organe sofort nach Kreislaufstillstand dem Spender zu entnehmen und sorgfältig zu konservieren, da häufig zur Zeit der Entnahme der Nieren noch nicht feststeht, wer der mögliche Empfänger ist. Um den bestgeeigneten Empfänger zu finden, bedienen sich die meisten Transplantationszentren einer zentralen Registraturstelle für Patienten, welche zur Nierentransplantation gemeldet werden. Eine solche Zentrale besteht z. B. in Leiden in Holland. Dort sind von mehreren hundert Nierenkranken, meist Dauerdialysepatienten, die Blutgruppen und das Muster der Transplantationsantigene in einem Computer gespeichert. Sind die Blutgruppe und Transplantationsantigene eines Nierenspenders bekannt, kann der Computer umgehend unter der großen Zahl von Patienten, welche auf eine Nierenspende warten, den am besten geeigneten herausfinden. Auf diese Weise kommt es zum Austausch von Spendernieren in ganz West-Europa. Auf dem Luftwege kann heute meist mit Sondermaschinen eine gut konservierte Leichenniere in wenigen Stunden an jeden beliebigen Ort gebracht werden.

2.2. Ergebnisse der Nierentransplantation

Die Prognose der Nierentransplantation soll vereinfacht an Hand der graphischen Darstellung von Überlebenszeiten der Transplantate einerseits und der Patienten andererseits in Abb. 5 (S. 53) erläutert werden. Aus der Darstellung lassen sich folgende Schlüsse ziehen:

— Die Überlebensrate bei Empfängern lebend gespendeter Nieren ist so gut wie bei der besten Dialysepatientengruppe.

— Die funktionelle Überlebenszeit des Transplantates ist deutlich geringer als die des Patienten, so daß der transplantierte Patient häufig wieder in die Dialysebehandlung zurückgenommen werden muß, um zu überleben.

— Die Überlebensrate bei Leichennierenempfängern ist deutlich geringer als bei Heimdialysepatienten und bei Empfängern lebend gespendeter Nieren.

— Die Funktionstüchtigkeit der Leichenniere bleibt wesentlich kürzer als die der lebend gespendeten Niere erhalten. Nur etwa 50% der Leichennieren haben noch 1 Jahr nach der Transplantation im Gegensatz zu 80% der lebend gespendeten Nieren eine lebenserhaltende Funktion.

Tabelle 29. Ursachen des Transplantatversagens bei 1364 Leichennieren-Transplantationen in Europa (EDTA 1973)

Hyperakute Abstoßung	8,9 %
Abstoßung	**58,1 %**
Glomerulonephritis	1,6 %
Operation	
Gefäße	**11,7 %**
Ureter	3,1 %
Infektion	3,9 %
Niere primär nicht funktionsfähig	7,5 %
Andere Ursachen	5,2 %

Hauptursachen des Transplantatversagens sind die Abstoßungsreaktion und operationsbedingte Komplikationen, wie aus Tab. 29 hervorgeht.

Einen wertvollen Einblick in die Effektivität der konkurrierenden Behandlungsverfahren gibt Tab. 30, in der die Zahl arbeitsunfähiger Patienten unter Dauerdialyse und Transplantation je nach Dauer der Behandlung wiedergegeben ist.

Tabelle 30. Prozentsatz arbeitsunfähiger Patienten unter Dauerdialysebehandlung und nach Nierentransplantation (EDTA 1973)

Monate nach Therapiebeginn	4–6	7–12	12–24	24
Krankenhausdialyse	32,0	26,1	25,6	21,2
Heimdialyse	**5,9**	7,7	7,4	**5,1**
Transplantation				
Lebendspende	24,2	9,8	12,9	6,8
Leichenniere	**23,2**	20,3	12,7	**12,7**

Man erkennt aus dieser Tabelle, daß Heimdialysepatienten zu jedem Zeitpunkt des Therapieverlaufs die niedrigste Quote an Arbeitsunfähigen aufweisen und daß Patienten mit lebend gespendeten Nieren nach Ablauf des ersten halben Jahres etwa ähnlich gute Ergebnisse zeigen. Die Ergebnisse der Dauerdialysebehandlung und der Transplantation sind, wie sich hier zeigt, nur begrenzt miteinander vergleichbar. Für beide Behandlungsverfahren gibt es Vor- und Nachteile. Nicht für jeden Patienten ist die Transplantation die beste Methode, so wenig wie die Dialysebehandlung generell als die beste Lösung anzusehen ist.

Literatur

Brooks, D., Maudar, A.: Pathogenesis of the urethral syndrome in women and its diagnosis in general practice. Lancet 1972, 893.

Franz, H.-E.: Praxis der Dialysebehandlung. Stuttgart: Thieme 1973.

Fuchs, T.: Pyelonephritis, Diagnostik und Therapie. Studienreihe Boehringer Mannheim, 1. Aufl., 1969.

Fuchs, T., Gutensohn, G.: Vergleichende Untersuchungen über den Wert des Uricult-Verfahrens bei der Diagnostik von Harnwegsinfektionen. Med. Welt *22,* 1093 (1971).

Goubeaud, G.: Die Behandlung der akuten Glomerulonephritis mit und ohne Einschränkung der Nierenfunktion. Mitteilungen der Arbeitsgemeinschaft für Klinische Nephrologie Nr. 3 und 4, I, S. 94–104 (1972).

Gurland, H.J., Brunner, F.P., v. Dehn, H., Härlein, H., Parsons, F.M., Schärer, K.: Combined Report on Regular Dialysis and Transplantation in Europe, III, 1972. In: Dialysis, Transplantation, Nephrology (J.F. Moorhead, R.A. Baillod, C. Mion, Eds.). Proceedings of the European Dialysis and Transplant Association, Vol. *10,* 17–57 (1973).

Heintz, R., Losse, H. (Hrsg.): Arterielle Hypertonie. Stuttgart: Thieme 1969.

Klaus, D.: Kardiologie, Hypertonie. Taschenbuchreihe Allgemeinmedizin. Heidelberg-Berlin-New York: Springer 1974.

Loew, H.: Die Indikation zur Blasenpunktion für den Nachweis von Harnwegsinfektionen. Urologe *14,* 89–91 (1974).

Loew, H., Wessels, G., Oberwittler, W.: Die Mittelstrahluringewinnung für die bakteriologische Diagnostik als Routinemethode in der ambulanten Praxis. Med.Welt *23,* 1781–1782 (1972).

Pollak, V.E., Mendoza, N.: Rapidly progressive glomerulonephritis. Med. Clin. N. Amer. *55*, 1397–1415 (1971).
Precht, K., Dutz, H., Buder, H.W., Heine, G.: Zur Bewertung des Harnstatus bei chronischer Pyelonephritis für Diagnostik und Verlaufskontrolle. Dtsch. Gesundh.-Wes. *28*, 1025–1029 (1973).
Pyelonephritis. Nieren- und Hochdruckkrankheiten, Heft 2, 1972.
Renner, E.: Die Therapie der chronischen Glomerulonephritis mit nephrotischer und hypertoner Verlaufsform. Mitteilungen der Arbeitsgemeinschaft für Klinische Nephrologie Nr. 3 und 4, I, S. 105–121 (1972).
Sarre, H.: Nierenkrankheiten. Stuttgart: Thieme 1967.
Strauss, M.B., Welt, L.G.: Diseases of the Kidney. 2nd Ed. Boston: Little, Brown 1971.
Thoenes, W.: Pathohistologische Systematik der Glomerulonephritis — unter Berücksichtigung klinischer Aspekte. Nieren- u. Hochdruckkrankheiten *2*, 199–208 (1973).

Hermann Olbing

Pädiatrische Nephrologie*

1. Untersuchungstechnik und Normalwerte

Bei der Betreuung von Kindern mit nephrologischen Erkrankungen müssen oft altersspezifische Untersuchungstechniken eingesetzt werden. Außerdem gelten vor allem für Säuglinge andere Normalwerte als im späteren Leben.

Harnuntersuchung

Harnuntersuchungen sollten trotz der in den ersten Lebensjahren oft beträchtlichen Schwierigkeiten bei der Harngewinnung obligater Bestandteil jeder gründlichen Untersuchung eines kranken Kindes sein. Weitaus häufigster Grund für das Verfehlen der Diagnose bei nephrologischen Erkrankungen von Kindern ist die Unterlassung einer Harnuntersuchung; Einsatz wenig zweckmäßiger Untersuchungsmethoden oder falsche Beurteilung der Ergebnisse sind seltenere Ursachen.

Harngewinnung

Folgende Methoden der Harngewinnung kommen bei Kindern in Betracht:

Gewinnung von Spontanurin in einem Klebebeutel;
Gewinnung von Spontanurin in einem Topfeinsatz;
Auffangen von Mittelstrahlurin;
Blasenkatheterisierung;
suprapubische Blasenpunktion.

Die Auswahl unter diesen Verfahren muß in jedem Einzelfall aufgrund der Fragestellung und unter Berücksichtigung von Alter und Geschlecht des Kindes erfolgen.

Die erste, orientierende Urinuntersuchung wird in der Regel in *Spontanurin* durchgeführt. Wenn es um eine Beurteilung der Eiweißmenge (Beispiel: Patienten mit nephrotischem Syndrom) oder der Erythrocytenmenge (Beispiel: Patienten mit Glomerulonephritis) oder um eine Untersuchung auf Cylinder (Beispiel: Patienten mit Hämaturie) geht, kann man auf jede Säuberung vor der Spontanmiktion verzichten. Dagegen ist eine sorgfältige Säuberung der Umge-

---

* Für die Überlassung der Röntgenbilder danke ich Frau Dr. E. Brunier aus der Röntgenabteilung unserer Klinik.

bung des äußeren Genitale immer dann ratsam, wenn der Harn bakteriologisch oder auf Leukocyten untersucht werden soll. Wenn es sich um eine vorgeplante Untersuchung handelt, empfehlen wir den Eltern, das Kind vor der Untersuchung morgens im Bad sorgfältig zu säubern. Unmittelbar vor der Miktion lassen

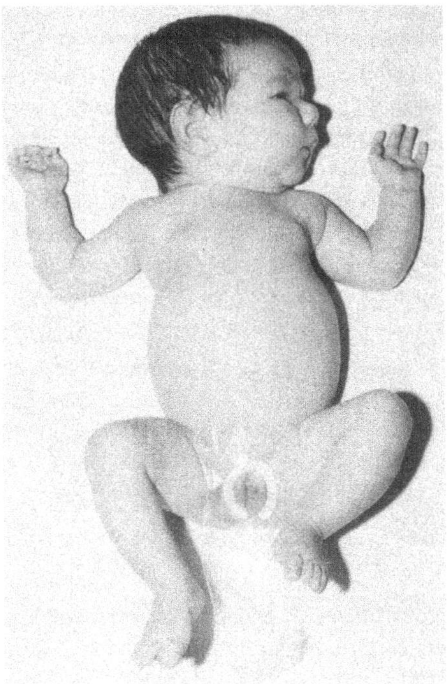

Abb. 1. Plastikbeutel zum Auffangen von Spontanurin

wir die Umgebung der äußeren Urethralmündung nach Spreizung der Labien bzw. Zurückstreifen der Vorhaut mehrmals vorsichtig mit sterilem Wasser oder mit Oxycyanat-Lösung 1:3000 säubern. Bei noch nicht an den Topf gewöhnten Kindern wird der Harn am zweckmäßigsten in einem Plastikbeutel gewonnen, der in der Umgebung des äußeren Genitale angeklebt wird (s. Abb. 1*). Die Haut muß sorgfältig gesäubert sein, damit die Klebebeutel zufriedenstellend haften. Beim Jungen bereitet das Ankleben in der Umgebung des Penisansatzes keine Schwierigkeiten. Beim Mädchen muß jedoch besonders sorgfältig auf einen guten Abschluß gegenüber dem Anus geachtet werden, damit es nicht zu Verunreinigungen des Harns mit Stuhl kommt; nach dem Ankleben des Beutels sind die beiden Gesäßhälften kräftig gegeneinanderzudrücken. Wir setzen un-

* „Urinauffangbeutel für die Pädiatrie," B. Braun, Melsungen;
„Kinderurinbeutel zum Ankleben", Fresenius.
„Meredith Urine Collection Bag INFANT Size", Eschmann, England

sere ambulanten Patienten nach dem Ankleben des Beutels in einen ruhigen Nebenraum und fordern die Mutter auf, sich zu melden, sobald das Kind uriniert hat. Es ist empfehlenswert, eine körperferne Ecke des Beutels abzuschneiden, den Harn durch diese Öffnung in ein sauberes Untersuchungsgefäß laufen zu lassen und den Beutel erst anschließend zu entfernen; hierbei wird die Kontamination vermieden, welche immer eintritt, wenn man die Klebefläche und den Urin durch die für die Umgebung des äußeren Genitale bestimmte Öffnung abgießt.

Kinder, die bereits an den Topf gewöhnt, aber für die Gewinnung von Mittelstrahlurin noch nicht genügend kooperationsfähig sind, setzt man zur Harngewinnung am besten auf einen Topf mit sauberem Einsatz (s. Abb. 2); Einsätze zum einmaligen Gebrauch sind im Handel (Hersteller zum Beispiel Bellaplast, Wiesbaden-Biebrich; Haury, München); außerdem werden Spezialtöpfe im Handel angeboten (Hersteller: Orion, Helsinki). Wir selber verwenden Glaseinsätze, die nach jeder Benutzung desinfiziert werden; es muß darauf geachtet werden, daß keine Reste von Desinfektionsmitteln zurückbleiben.

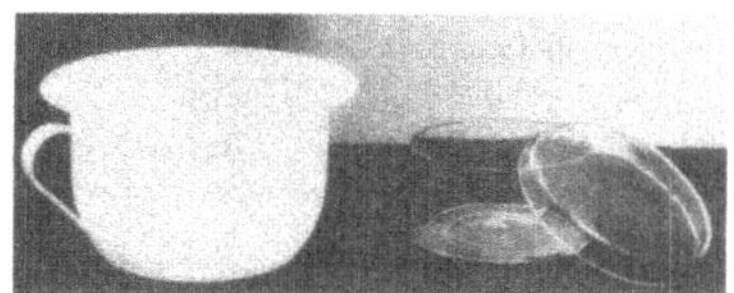

Abb. 2. Topf mit sterilem Glaseinsatz zur Gewinnung von Spontanurin

Zur Gewinnung von *Mittelstrahlurin* sind verschiedene Verfahren angegeben worden. Den saubersten Urin gewinnt man, wenn man bei Jungen die Vorhaut zurückstreift oder bei Mädchen die Labien spreizt. Diese Prozeduren sind aber in der Regel nicht erforderlich, wenn eine gründliche Säuberung durchgeführt wurde. Unerläßlich ist es jedoch, zunächst genügend Harn in kräftigem Strahl ablaufen zu lassen, bevor man die für die Untersuchung bestimmte Portion aus dem Harnstrahl in einem sauberen Gefäß auffängt. Bei Jungen gelingt die Gewinnung von Mittelstrahlurin in der Regel vom 4. Lebensjahr an, bei Mädchen erst einige Jahre später.

Wenn im Spontanurin die bakteriologischen Befunde oder die Leukocytenwerte pathologisch sind, die Gewinnung von Mittelstrahlurin nicht möglich ist und der klinische Befund nicht zu einer eindeutigen Diagnose führt, muß eine Klärung durch Blasenkatheterismus oder suprapubische Blasenpunktion erfolgen. Der Blasenkatheterismus ist in letzter Zeit wegen der Gefahr einer Verschleppung pathogener Keime aus der Urethra in die Harnblase weitgehend eingeschränkt worden. Die Gefährdung des Patienten durch den Katheter wurde jedoch vielfach polemisch übertrieben dargestellt. Eine behandlungsbedürftige Harnwegsinfektion als Folge eines ordnungsgemäß durchgeführten Blasenkatheterismus entwickelt sich so gut wie ausschließlich bei Patienten mit Störungen der Blasenentleerung. Wir halten es für falsch, den Blasenkatheterismus in

Bausch und Bogen zu verdammen. Die Entscheidung zwischen Katheterismus und Punktion muß in jedem Einzelfall durch Abwägen der Vor- und Nachteile getroffen werden.

Indikationen für eine diagnostische Blasenpunktion

1. *Überprüfung einer signifikanten Bakteriurie/Leukocyturie in Mittelstrahl- oder Spontanurin:*

   Blasenkatheterismus kontraindiziert:
   Blasenentleerungsstörung (Restharn);
   Balanitis, starke Phimose;
   Vulvitis, starker Fluor.

   Blasenkatheterismus erschwert:
   Widerstand in proximaler Urethra;
   Urethralmündung nicht eindeutig auszumachen.

   Befunde in Katheterurin zweifelhaft:
   Bakterienmenge im verdächtigen Bereich;
   Leukocyten vermehrt, Kultur nicht steril.

2. *Notfalluntersuchung:*

   (Optimaler bakteriologischer Befund muß sofort sichergestellt und Therapie mit Antibiotica begonnen werden.)
   Sepsisverdacht;
   Verdacht auf Pyelonephritis bei schwerkranken Patienten.

Kontraindikationen gegen eine Blasenpunktion

1. *Harnblase nicht eindeutig gefüllt:*
   (Sorgfältige Palpation, bei Säuglingen Windelprobe.)
2. *Operationsnarben am Unterbauch:*
   Verdacht auf intraabdominelle Adhäsionen.
3. *Hautinfektionen* in der Nachbarschaft der Punktionsstelle.

Beim *Blasenkatheterismus* muß die Umgebung der äußeren Harnröhrenmündung sichtbar sein. Der Patient wird in einem hellen Raum auf einer genügend hohen und gut zugänglichen Unterlage gelagert. Forcierte Versuche, eine enge Vorhaut zurückzustreifen, führen zu Schleimhautläsionen und später zu Narben; sie sind daher zu unterlassen. Die Umgebung der äußeren Harnröhrenmündung wird vor Einführen des Katheters mit destilliertem Wasser oder mit einer Desinfektionslösung (Beispiel: Oxycyanat-Lösung 1:3000) gesäubert. Wir benutzen für den Blasenkatheterismus steril verpackte Einmalkatheter aus weichem Plastikmaterial (z. B. Einmalkatheter Fresenius, 8 Charr.; Ernährungssonden

Pharmaseal, AHS/International, Liège, Belgium, 5 und 8 Charr.). Katheterpurin aus Salbentöpfen ist häufig mit Keimen verunreinigt und wird daher von uns nicht benutzt. Bei Jungen lassen wir Purin aus einer Tube auf die Katheterspitze tropfen; bei Mädchen halten wir wegen der Kürze und Weite der Urethra die Verwendung von Katheterpurin für überflüssig. Nach der Säuberung des äußeren Genitale bleiben die Labien gespreizt bzw. die Vorhaut zurückgestreift, bis der Katheter mit steriler Pinzette in die Blase eingeführt ist. Bei manchen Jungen ist die proximale Urethra so eng, daß das Einführen des Katheters auf Schwierigkeiten stößt. Forcierte Versuche zur Überwindung dieser engen Region sollten unterbleiben. Die ersten durch den Katheter abfließenden Milliliter Harn werden verworfen, weil sie häufig beträchtliche Mengen Bakterien und Leukocyten aus der Harnröhre enthalten. Einige Autoren instillieren nach der Harngewinnung durch den Katheter ein Antibioticum mit breitem Wirkungsspektrum in die Blase (z.B. Nitrofurantoin); bei Patienten mit gestörter Blasenentleerung halten wir diese Maßnahme für unerläßlich.

Blasenkatheterisierungen sollten nur von erfahrener Hand durchgeführt werden.

Suprapubische Blasenpunktionen gelingen nur bei ausreichend gefüllter Blase. Eine halbe Stunde vor der geplanten Punktion wird reichlich Flüssigkeit verabreicht; bei Säuglingen und Kleinkindern legt man eine trockene Windel vor. Unmittelbar vor der Punktion wird der Füllungszustand der Blase durch Palpation und Perkussion überprüft; bei Säuglingen und Kleinkindern vergewissert man sich, ob die Windel trocken blieb. Nur bei voller Blase und trockener Windel wird punktiert. Eine dem Alter des Kindes entsprechende Kanüle wird bei liegendem Patienten 1 QF oberhalb der Symphyse senkrecht ruckartig eingestochen; hierbei spürt man den Durchtritt durch die Blasenwand deutlich. Eine Lokalanästhesie halten wir für überflüssig. Die Blasenpunktion ist so ungefährlich und technisch so einfach, daß sie auch in der Praxis des niedergelassenen Arztes durchgeführt werden kann.

Harnmenge

Gesunde *Neugeborene* entleeren bei normaler Fütterung in den ersten Lebenstagen folgende Harnmengen (ml/24 Std.):

1. Lebenstag	0 – 20
2. Lebenstag	20
3. Lebenstag	30
4. Lebenstag	60
5. Lebenstag	100
6. Lebenstag	120
8. Lebenstag	150
10. Lebenstag	200
12. Lebenstag	200 – 250

Nach Ende der Neugeborenenzeit beträgt die tägliche Harnmenge bei normaler Flüssigkeitszufuhr nicht weniger als 400 ml/m^2 Körperoberfläche (entsprechend ungefähr 15 ml/kg).

Harnuntersuchung

Die Untersuchung auf *Eiweiß* erfolgt mit den gleichen Methoden wie beim Erwachsenen (s. S. 5).

Für die Untersuchung auf *Leukocyten und Erythrocyten* hat sich vor allem in der Pädiatrie die Untersuchung von unzentrifugiertem Urin in einer Zählkammer gegenüber der herkömmlichen Sediment-Methode als überlegen erwiesen. Die Untersuchung kann mit einer sehr geringen Harnmenge durchgeführt werden und führt zu gut reproduzierbaren sowie eindeutig zu beurteilenden Ergebnissen. Da der Harnbefund auch heute noch der wichtigste Schritt zur Diagnose nephrologischer Erkrankungen ist und eine große Bedeutung bei der Entscheidung über röntgenologische und urologische Untersuchungen hat, halten wir gerade für diese Basisuntersuchung den Einsatz optimaler Methoden für dringend notwendig. Der Zeitaufwand bei der Zählkammer-Methode ist nicht größer als bei der herkömmlichen Sediment-Methode; der Mehraufwand gegenüber der Untersuchung von unzentrifugiertem Harn zwischen Objektträger und Deckglas wird durch die größere Trennschärfe der Befunde mehr als gerechtfertigt. Unzentrifugierter, möglichst frischer Urin wird geschüttelt und mit einer Pipette in eine Zählkammer gefüllt (Fuchs-Rosenthal- oder Thoma-Kammer). Bei ungefähr 300facher Vergrößerung werden die Leukocyten und Erythrocyten in einem Untersuchungsgang gezählt. Wir benutzen die Fuchs-Rosenthal-Kammer mit einem Fassungsvermögen von 3,2 mm^3 und zählen fünf repräsentative große Quadrate aus; dies ergibt die Zellzahl/mm^3 Harn. Die Thoma-Kammer enthält 1 mm^3. Die Beurteilungskriterien für Kinder sind in Tabelle 1 zusammengestellt. Besonders in alkalischem Harn mit niedrigem spezifischem Gewicht lösen sich Leukocyten und vor allem Erythrocyten rasch auf. Darum muß der Urin möglichst frisch untersucht werden. Wenn der Verdacht auf eine Erythrocyturie besteht, führen wir zusätzlich zur Zellzählung eine Untersuchung mit Teststäbchen durch, die neben Erythrocyten auch freies Hämoglobin erfassen (z. B. Heglostix; Sangur-Test).

Cylinder stammen aus den Nierentubuli. Der Nachweis hyaliner und granulierter Cylinder hat nur geringe differentialdiagnostische Bedeutung. Dagegen beweisen Cellcylinder (Erythrocyten-, Leukocyten- oder Tubulusepithelcylinder), daß eine Nierenparenchymerkrankung vorliegt. Darum ist der Nachweis von Zellcylindern vielfach differentialdiagnostisch von großer Wichtigkeit. Besonders bedeutsam ist der Nachweis von Erythrocytencylindern bei Patienten mit Hämaturie. Wenn eine Glomerulonephritis die Ursache der Hämaturie ist, sind in der Regel zahlreiche Zellcylinder zu finden. Der Nachweis von Leukocytencylindern bei Patienten mit pathologischer Bakteriurie spricht für eine Pyelo-

Tabelle 1. *Beurteilungskriterien für die Leukocyten- und Erythrocytenmenge pro mm³ unzentrifugierten Urins bei Kindern*

	Leukocyten		*Erythrocyten*
Katheter- und Mittelstrahlurin			
normal			
Jungen unter 3 J.,	weniger als 15	normal	bis 5
Mädchen	weniger als 15	verdächtig	6–10
Jungen über 3 J.	weniger als 5	pathologisch	über 10
verdächtig			
Jungen unter 3 J.,	15–50		
Mädchen	15–50		
Jungen über 3 J.	5–10		
pathologisch			
Jungen unter 3 J.,	über 50		
Mädchen unter 3 J.,	über 50		
Jungen über 3 J.	über 10		
Spontanurin (außer Mittelstrahlurin)			
normal	weniger als 20		
verdächtig	20–50		
pathologisch	über 50		

nephritis (s. Abb. 3). Zellcylinder müssen sorgfältig von Zellnestern mit cylinderähnlichem Aussehen unterschieden werden. Cylinder sind durch ihre scharfen seitlichen Konturen gekennzeichnet.

Bakteriologische Harnuntersuchungen ohne Beurteilung der Keimmenge sind im Spontan-, Mittelstrahl- und Katheterurin wertlos; lediglich Punktionsharn braucht nur qualitativ auf Bakterien untersucht zu werden. Wegen Einzelheiten wird auf den Beitrag über die Erwachsenen-Nephrologie verwiesen (s. S. 8). Tabelle 2 gibt die Beurteilungskriterien für die Bakterienmenge im Harn von Kindern wieder. Bei pathologischer Bakterienmenge ist eine *Keimidentifizierung* vor Behandlungsbeginn unerläßlich; in der Regel muß auch eine *Resistenzbestimmung* durchgeführt werden. Die im Handel erhältlichen und von den Herstellern auch für den Einsatz im Praxislaboratorium empfohlenen Testbestecke für die Keimidentifizierung und Resistenzbestimmung führen in ungeübten Händen vielfach zu fehlerhaften Resultaten, welche die Behandlungsergebnisse empfindlich beeinträchtigen können. Wir empfehlen dringend, Keimidentifizierungen und Resistenzbestimmungen in speziell eingerichteten bakteriologischen Laboratorien durchführen zu lassen.

Blutdruckmessung

Ohne die Wahl der richtigen Manschettenbreite und ohne Ausschaltung von Angst und Unruhe beim Kind sind die Ergebnisse der Blutdruckmessung un-

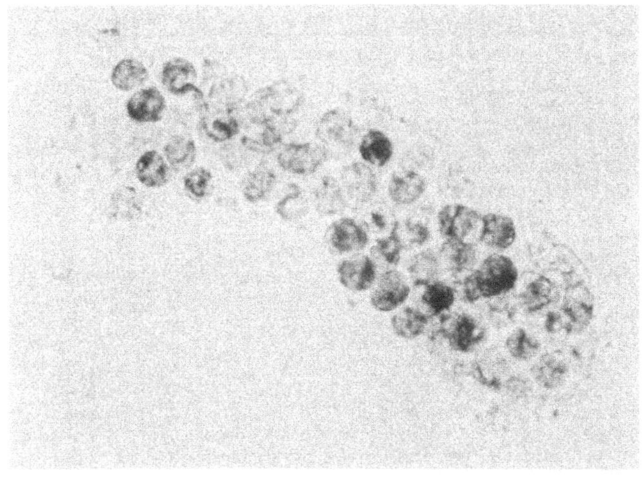

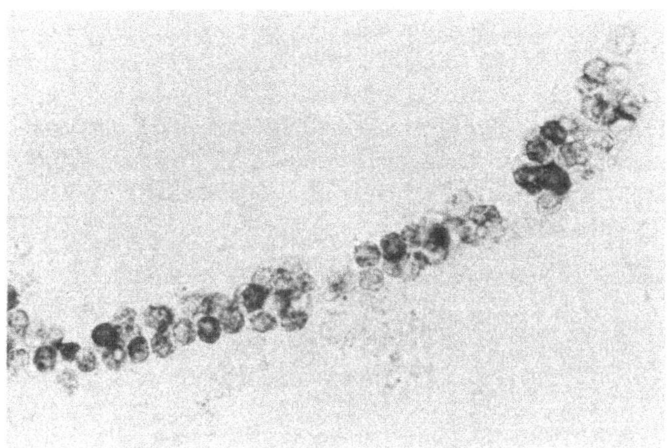

Abb. 3. Leukocytencylinder im Harn bei akuter Pyelonephritis; positive Peroxydasereaktion

brauchbar. Der Umfang von Arm oder Bein an der Meßstelle soll nicht mehr als das 2-, höchstens 2 ½fache der Manschettenbreite betragen.

Armumfang bis zu 10 cm:	Manschettenbreite 3 cm;
Armumfang 17 cm:	Manschettenbreite 8 cm;
Kinder mit größerem Armumfang:	Manschettenbreite 12 cm.

Wenn es auch durch ruhigen Zuspruch bei längerem Abwarten nicht gelingt, die notwendige Beruhigung des Kindes herbeizuführen, muß man bei angelegter Manschette warten, bis der Patient schläft. Bei manchen Kindern muß man auf

Tabelle 2. *Beurteilungskriterien für die Bakterienmenge pro ml Urin*

Punktionsharn: Jeder Keimnachweis ist pathologisch	
Katheterurin:	*Keimkolonien/ml*
normal	bis 10^3
verdächtig	
Kinder unter 3 J.	10^3–5×10^4
Kinder über 3 J.	10^3–5×10^3
pathologisch	
Kinder unter 3 J.	über 5×10^4
Kinder über 3 J.	über 5×10^3
Spontan- und Mittelstrahlurin:	
normal	bis 10^4
verdächtig	10^4–10^5
pathologisch	über 10^5
– Quantitative bakteriologische Harnbefunde sind nur zuverlässig in frischem, sauber gewonnenem Harn.	

die Flush-Methode zurückgreifen. Der Unterarm wird durch eine Gummibinde oder elastische Binde blutleer gewickelt. Dann wird die dem Armumfang entsprechende Manschette angelegt und bis 200 mm Hg aufgepumpt. Die Binde wird entfernt und der Manschettendruck mit einer Geschwindigkeit von etwa 5 mm Hg/sec. reduziert. Der Manometerdruck, bei dem eine Rötung der Haut auftritt, liegt um etwa 10 mm Hg unter dem nach der Methode Riva-Rocci ermittelten systolischen Blutdruckwert.

Normalwerte bei Kindern (nach der Methode Riva-Rocci):

0– 3 Monate:	75/50 mm Hg
3–12 Monate:	90/65 mm Hg
1– 9 Jahre:	95/65 mm Hg
9–14 Jahre:	110/70 mm Hg

Röntgenuntersuchungen

Ausscheidungsurographie

Indikationen:

- Proteinurie seit mindestens 3 Monaten;
- Erythrocyturie seit mindestens 3 Monaten;
- kolikartige Leibschmerzen bei pathologischem Harnbefund;
- Harnwegsinfektion:
  bei allen Säuglingen;
  jenseits der Säuglingszeit: Jungen spätestens beim 2., Mädchen spätestens beim 3. Schub;
- Niereninsuffizienz.

In den ersten Lebenswochen sollten Ausscheidungsurographien nur in besonders dringlichen Situationen angefertigt werden. Bei Säuglingen und Kleinkindern sollte diese Untersuchung möglichst in Röntgenabteilungen mit besonderen Erfahrungen bei der Untersuchung von Kindern durchgeführt werden.

Miktionscystourethrographie (MCU)

Indikationen:

Harnwegsinfektion:
- bei allen Säuglingen;
- jenseits der Säuglingszeit: Jungen spätestens beim 2., Mädchen spätestens beim 3. Schub;
- narbige Veränderungen des Nierenparenchyms im Ausscheidungsurogramm;
- stumme Niere;
- Verdacht auf Doppelanlage mit stummem Pol;
- Megalureter;

Blasenentleerungsstörung:
- erschwerte Miktion;
- Restharn (mehrmals nachgewiesen, mindestens 20 ml);
- Harnträufeln;
- intersexuelle Ausbildung des äußeren Genitale.

Eine MCU bei Kindern setzt erhebliche Geduld und große Übung voraus. In der Regel muß sie in Röntgenabteilungen von Krankenhäusern mit Kinderabteilungen durchgeführt werden. Daher verzichten wir auf methodische Einzelheiten.

Untersuchung der Nierenfunktion

Kreatinin im Serum – Normalwerte (nach Plenert u. Heine)	
bis 3 Monate	0,40 – 0,60 mg%
3–7 Monate	0,33 – 0,42 mg%
7–12 Monate	0,24 – 0,40 mg%
1–5 Jahre	0,27 – 0,42 mg%
5–6 Jahre	0,35 – 0,45 mg%
6–12 Jahre	0,45 – 0,68 mg%
Erwachsene Frauen	0,50 – 1,25 mg%
Erwachsene Männer	0,52 – 1,18 mg%

Konzentrationsversuch

Im ersten Lebensjahr sollten außerhalb von Krankenhäusern keine Konzentrationsversuche durchgeführt werden. Im späteren Leben unterscheiden sich Methodik und Normalwerte nicht von denen bei Erwachsenen (Werte unter einem spezifischen Gewicht von 1016 bzw. von unter 850 mosm/l nach 12stündigem Flüssigkeitsentzug sind pathologisch).

Kreatinin-Clearance

Erst mit dem Ende des zweiten Lebensjahres wird der für Erwachsene gültige Normalbereich von 120 ml/min/1,73 m^2 Körperoberfläche erreicht. Bei jüngeren Kindern sollte die Untersuchung nur in Krankenhäusern durchgeführt werden.

Normalwerte:

Neugeborene	30 ml/min/1,73m^2 KO
3. Lebensmonat	60 ml/min/1,73m^2 KO

Die Methodik ist die gleiche wie bei Erwachsenen. Sammelperioden von 12- oder 24stündiger Dauer sind bei Kindern erheblich zuverlässiger als kürzere.

Wegen weiterer Spezialuntersuchungen wird auf das Kapitel über die Erwachsenen-Nephrologie verwiesen (Isotopennephrographie s. S. 13; Renovasographie s. S. 14; Nierenbiopsie s. S. 15).

2. Enuresis

Definition und Häufigkeit

Als Enuresis bezeichnet man unwillkürliche Blasenentleerungen bei Kindern von 5 Jahren oder älter. Je nach dem Zeitpunkt der unwillkürlichen Blasenentleerungen wird unterschieden zwischen Enuresis nocturna, Enuresis diurna sowie Enuresis nocturna et diurna. Als primär bezeichnet man eine Enuresis bei Kindern, die noch nie trocken waren, als sekundär oder erworben alle anderen Formen.

Eine Enuresis ist häufiger, als gemeinhin vermutet wird. Nach sorgfältigen Erhebungen mehrerer Autoren ist noch ungefähr jeder 8. Schulanfänger Enuretiker. Die Spontanheilungsquote liegt bei 15% pro Lebensjahr.

Untersuchungsgang

Von großer praktischer Bedeutung ist der Nachweis organischer Ursachen einer Enuresis. Bei der klinischen Untersuchung ist der Schwerpunkt auf die äußeren Genitalien, die Gegend der thorakolumbalen Wirbelsäule und das Abdomen zu legen. Wenn eben möglich, sollte man die Kinder bei der Miktion selber beobachten; die Angaben der Mütter über die Miktion ihrer Kinder sind sehr unzuverlässig. Außerdem muß bei allen Enuretikern der Harn sorgfältig untersucht werden, vor allem auch bakteriologisch.

Wir halten nicht bei allen Kindern mit Enuresis röntgenologische und urologische Untersuchungen für erforderlich. Wir führen eine Ausscheidungsurographie und eine Miktionscystourethrographie in folgenden Fällen durch:

- dauerndes Harnträufeln;
- erschwerte Miktion (Kind muß ungewöhnlich stark pressen);
- auffällig dünner, schwacher Harnstrahl;
- abrupter Stop bei der Miktion;
- auffälliges äußeres Genitale;
- pathologische Befunde bei der Harnuntersuchung.

Wenn die röntgenologischen Untersuchungen den Verdacht auf eine Blasenentleerungsstörung ergeben, ist Vorstellung beim Urologen erforderlich (Restharnbestimmung; u. U. Blasendruckmessung und Cystoskopie), bei Hinweisen auf psychische Störungen beim Psychologen.

Therapie

Bei Kindern mit organischer Ursache sollte diese so weit wie möglich beseitigt werden. Patienten mit neurogener Blasenentleerungsstörung werden am besten gemeinsam mit einem Krankenhaus betreut.

Bei Kindern ohne organische Ursache der Enuresis werden die weitaus besten Erfolge bei der Behandlung mit einer Alarmanlage erzielt. Infrage kommen sowohl „Klingelmatten", welche bei Enuresis nocturna ins Bett gelegt werden (Enuro-Stop, Fa. Kirchner u. Wilhelm, 7 Stuttgart 1, Schlosserstr. 31; Enuresis Gerät ROE 70, Fa. Schienagel, München), als auch mit feinen Silberdrähten durchsetzte Läppchen, die vor der Urethralöffnung in die Leibwäsche geknöpft werden (z. B. STERO-Enurex; Stegat u. Roth, Münster, Postfach 7664). Bei unwillkürlichem Harnabgang entsteht ein Klingelton bzw. Pfeifton. Die meisten Kinder mit Enuresis nocturna sind Tiefschläfer und werden trotz des akustischen Signals zunächst nicht wach. Die Eltern müssen während der ersten Zeit der Behandlung in der Nähe des Kindes schlafen und es wecken. Der Patient muß nach Ertönen des Signals aufstehen und sich auf der Toilette entleeren. Meist werden die Kinder schon nach wenigen Nächten beim Ertönen des Signals von selber wach. Der nächste Schritt besteht darin, daß die Patienten bei Blasenfüllung wach werden, ohne daß Urin abging. Durch das unangenehme akustische Signal ist ein Reflex gebahnt worden. Außerordentlich wichtig für den Behandlungserfolg ist eine eingehende Beratung der Eltern über den richtigen Einsatz des Gerätes und die erforderlichen unterstützenden Maßnahmen vor allem in der allerersten Zeit der Behandlung. In 80–90% der Fälle gelingt die Beseitigung der Enuresis innerhalb weniger Monate. Erstaunlicherweise verschwindet bei Kindern mit Enuresis nocturna et diurna auch das Einnässen am Tage, wenn man ausschließlich in der Nacht behandelt. Ungefähr die Hälfte der Kinder erleidet im späteren Verlauf Rückfälle. Bei ihnen ist erneut die Behandlung mit einem Alarmgerät vorzunehmen. Wenn nach zweimonatiger Behandlung mit einer Alarmanlage die Enuresis nicht verschwunden ist, halten wir auch bei Kindern ohne Auffälligkeiten bei der Miktion und mit normalen Harnbefunden eine Röntgenuntersuchung des Harntrakts für ratsam.

Gegenüber medikamentösen Behandlungsversuchen empfehlen wir äußerste Zurückhaltung. Lediglich die neueren psychoaktiven Medikamente (z. B. Imipramin = Tofranil, Tryptizol) haben auch bei strenger Versuchsanordnung einen eindeutigen Effekt gezeigt; nach Behandlungsende kam es jedoch in einem sehr hohen Prozentsatz zu Rückfällen. Atropin, anticholinergische Medikamente, Ephedrin und Amphetamin-ähnliche Drogen sowie Tranquilizer haben keinen eindeutigen Effekt.

3. Angeborene Entwicklungsstörungen der Nieren

3.1. Nierenhypoplasie

Es handelt sich um eine nicht hereditäre ein- oder beidseitige Verkleinerung der Parenchymmasse und des Hohlsystems bei normalem Gewebsaufbau. Sie wird bei 2% aller Todesfälle im Kindesalter gefunden.

Solange keine Komplikationen eintreten, sind Harn und klinische Befunde einschließlich Blutdruck normal. Meist wird die Diagnose zufällig röntgenologisch gestellt. Die Nieren sind gegenüber der Norm verkleinert, Oberfläche und Hohlsystem glatt begrenzt, die Kelche in normaler Zahl angelegt und zart konturiert. Nur bei beidseitiger hochgradiger Hypoplasie besteht eine Niereninsuffizienz. Die Anfälligkeit gegenüber bakteriellen Infektionen ist erhöht.

3.2. Nierendysplasie

Als dysplastisch bezeichnet man Nieren mit pathologischer pränataler Differenzierung von Glomeruli, Tubuli und Interstitium.

Solange keine Komplikationen eintreten, ist der Harnbefund normal. Die Disposition für bakterielle Harnwegsinfektionen und für Steinleiden ist erheblich erhöht. In über 90% der Fälle besteht gleichzeitig eine Harnabflußstörung. Die Dysplasie wird in der Regel bei der röntgenologischen Untersuchung von Patienten mit Pyelonephritis, Harnsteinen, Hypertonie oder Niereninsuffizienz entdeckt.

Bei der *einfachen Dysplasie* ist die Kontrastmittelausscheidung während der Ausscheidungsurographie in der Regel für eine Beurteilung von Parenchym und Hohlsystem ausreichend. Die Nieren sind klein und weisen Einziehungen der Oberfläche sowie eine gegenüber der Norm verminderte Anzahl von Kelchen mit plumpen Enden auf. Bei einer *Kombination von Dysplasie und zahlreichen Cysten* bleibt die Niere dagegen röntgenologisch meist stumm. Bei ausgedehnter doppelseitiger Dysplasie besteht eine Niereninsuffizienz.

3.3. Hereditäre Cystennieren

Es handelt sich um familiäre, diffuse polycystische Erkrankungen beider Nieren. Bei Kindern findet man nur folgende Form in nennenswerter Häufigkeit:

3.3.1. Frühkindliche, kleincystische Form

Diese autosomal-rezessiv vererbte Form ist gekennzeichnet durch unzählige Cysten vor allem im Bereich der Sammelrohre beider Nieren (s. Abb. 4). Die Häufigkeit liegt bei 1:5000 Geburten. Ein Teil der Patienten stirbt kurz nach der Geburt an Folgen eines Atemnotsyndroms. Nach Überleben der Neugeborenenperiode wird die Krankheit meist zufällig durch den palpatorischen Nachweis von beidseitigen, großen, höckrigen und derben Tumoren in der Nierengegend entdeckt. In der Regel ist das Abdomen deutlich vorgetrieben. Häufig besteht eine Hypertonie. Solange keine Komplikationen auftreten, weist der Harn nur eine leichte Proteinurie oder Erythrocyturie auf. Die Befunde bei der Ausscheidungsurographie sind pathognomonisch (s. Abb. 4). Infolge progredienten Cy-

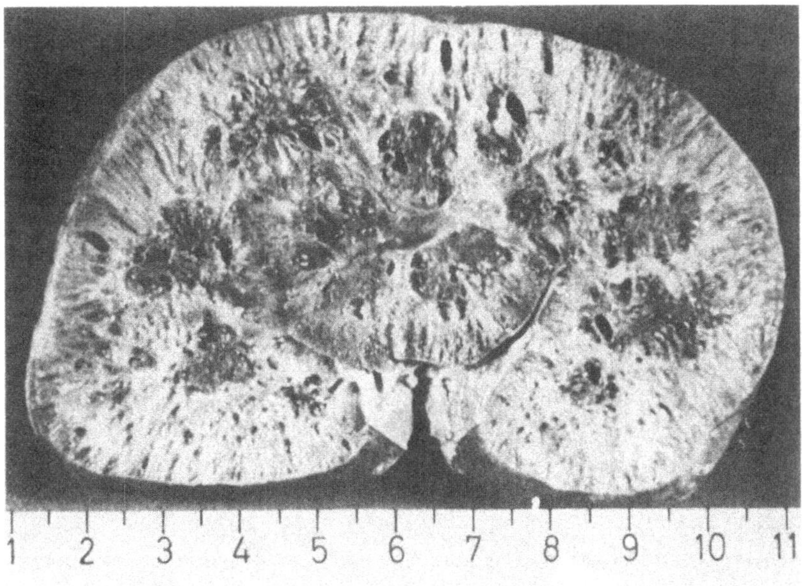

Abb. 4. Frühkindliche, kleincystische Form hereditärer Cystennieren. Aus: Ebel, K.-D., Olbing, H.: Fortschr. Röntgenstr. *110,* 28 (1969).
Schnittfläche einer Niere bei 37 Tage alt gewordenem Jungen.

stenwachstums kommt es zu einer langsam zunehmenden Niereninsuffizienz. Sekundäre Pyelonephritiden sind häufig. Gelegentlich wird die Leber zum krankheitsdominanten Organ (Vermehrung des periportalen Bindegewebes, portale Hypertonie, Blutung aus Ösophagusvaricen, Leberinsuffizienz).

3.4. Oligomeganephronie

Es handelt sich um eine angeborene, nicht erbliche, beidseitige Nierenerkrankung. Ein Drittel der Patienten kommt frühgeboren zur Welt. Von der Geburt an bestehen Appetitlosigkeit, Erbrechen, starker Durst, periodische Dehydratation mit Fieber und Verminderung des Körperwachstums. Die Harnbefunde sind sehr lange normal, die harnpflichtigen Stoffe im Serum jedoch schon früh erhöht und das Konzentrationsvermögen der Nieren von Geburt an eingeschränkt. Es besteht eine metabolische Azidose. Eine Hypertonie ist selten. Das Ausscheidungsurogramm zeigt beidseits verkleinerte Nieren mit glatter Oberfläche und zartem Hohlsystem. In der Regel kommt es um das 12. Lebensjahr zur terminalen Niereninsuffizienz. Eine Sicherung der Diagnose ist nur histologisch möglich (Verminderung der Anzahl der Nephrone mit starker Vergrößerung der Glomeruli und Tubuli; interstitielle diffuse Fibrose).

4. Ask-Upmark-Niere („segmentale Hypoplasie")

Diese nicht-hereditäre, ein- oder beidseits auftretende Nierenerkrankung ist gekennzeichnet durch starke Hypertonie und scharf begrenzte, dem arteriellen Versorgungsgebiet folgende, wahrscheinlich ischämische Narben im Nierenparenchym.

Klinisches Leitsymptom ist eine schwere Hypertonie mit ausgeprägten Veränderungen am Augenhintergrund. In unkomplizierten Fällen sind die Harnbefunde normal; gelegentlich besteht eine leichte Proteinurie. Für die Diagnose richtungweisend sind die Röntgenuntersuchungen; die Nieren sind kleiner als normal und weisen tiefe Einziehungen der Oberfläche mit starker Verplumpung der gegenüberliegenden Kelchenden auf. Die großen Nierengefäße sind normal. Das Gewebe zwischen eingezogener Oberfläche und verplumpten Kelchen ist nicht vascularisiert. Die histologische Untersuchung sichert die Diagnose (scharfe Grenze zwischen völlig normalen und grob veränderten Gewebsbezirken; in betroffenen Abschnitten keine Glomeruli, atrophische, schilddrüsenähnliche Tubuli, hochgradig sklerotische Arterien). Bakterielle Superinfektionen sind häufig.

Eine chirurgische Behandlung ist nur bei ausschließlichem Befall einer Niere oder von Nierenpolen und in einem frühen Krankheitsstadium erfolgversprechend. Bei starkem Befall nur einer Niere wird nephrektomiert, bei Beschränkung auf Nierenpole reseziert. Nur bei frühzeitiger operativer Beseitigung des hypoplastischen Gewebes kann mit einer Normalisierung des Blutdrucks gerechnet werden. In späten Krankheitsstadien unterhalten infolge der Hypertonie entstandene sekundäre Gefäßläsionen den Hochdruck. Eine Behandlung mit antihypertensiven Medikamenten muß gemeinsam vom behandelnden Hausarzt und einer Klinik durchgeführt werden.

5. Bakterielle Entzündungen

5.1. Urethritis

Definition und Häufigkeit

Es handelt sich um eine bakterielle Entzündung der Urethra ohne Miterkrankung der proximaler gelegenen Abschnitte des Harntrakts. Bei Mädchen besteht in der Regel gleichzeitig eine Vulvitis oder Vulvovaginitis, bei Jungen nicht selten eine Balanitis. Die Krankheit gehört zu den häufigsten bei Kindern vorkommenden Erkrankungen des Harntrakts. Betroffen sind am häufigsten Säuglinge beiderlei Geschlechts; Mädchen erkranken auch im Klein- und Schulkindesalter nicht selten.

Krankheitsbild

Richtungweisendes Symptom ist häufiger, schmerzhafter Harndrang. Oft besteht anhaltender Juckreiz oder ein Dauerschmerz, der sich bei der Miktion noch steigert. Die Umgebung der äußeren Harnröhrenmündung, häufig auch Vulva und Vorhaut, sind gerötet und geschwollen. Bei Druck auf die Urethra entleert sich entzündliches Sekret. Bei Mädchen ist vielfach ein verstärkter Fluor nachzuweisen. Bei der Dreigläserprobe enthält nur die erste Harnportion vermehrt Leukocyten und Bakterien; der Blasenurin ist unauffällig. Bei Jungen jenseits des ersten Lebensjahres tritt eine Urethritis so gut wie ausschließlich bei Vorliegen einer Phimose auf.

Die häufigsten Erreger sind Bakterien (E.coli, Klebsiella-Aerobacter, Proteus, Staphylokokken, Gonokokken). Pilzinfektionen (vor allem Candida albicans) stehen an zweiter Stelle. Trichomonas-Infektionen sind bei Kindern viel seltener als bei Erwachsenen und kommen nur bei Mädchen von der Präpubertät an vor. Virusinfektionen scheinen selten zu sein. Bei Mädchen mit starkem und anhaltendem eitrigem Fluor sind gelegentlich Fremdkörper in der Vagina die Ursache. Die ätiologische Bedeutung von Oxyuren wird wahrscheinlich überschätzt.

Therapie

Bei leichten und mittelschweren Formen sind Sitzbäder gut wirksam. Bedeutsam hierbei sind ausreichende Dauer des Bades und lebhafte Bewegung des Kindes im Wasser. Als Zusatz ist Kaliumpermanganat wahrscheinlich wirksamer als Kamillosan. Wichtigster Bestandteil der Behandlung ist meist eine Verbesserung der Körperhygiene. Je nach dem Ergebnis mikrobiologischer Untersuchungen sollten lokal Antibiotica oder Antimykotica (z. B. Nystatin) appliziert werden. Bei Jungen mit Phimose ist eine Circumcision zu erwägen.

5.2. Harnwegsinfektion

Definition und Häufigkeit

Alle bakteriellen Infektionen des Harntrakts oberhalb der Urethra werden als Harnwegsinfektion bezeichnet. Bei einer Pyelonephritis ist das Nierenparenchym mitbefallen, vor allem das Interstitium in der Nähe der Mark-Rinden-Grenze. Nachweis oder Ausschluß einer Miterkrankung des Nierenparenchyms sind im Einzelfall meist sehr schwierig oder sogar unmöglich. Daher muß man sich meist mit der Sammeldiagnose „Harnwegsinfektion" begnügen.

Die Häufigkeit von Harnwegsinfektionen wechselt mit dem Alter und weist erhebliche Unterschiede zwischen Jungen und Mädchen auf.

Bei ungefähr 5% aller Frühgeborenen findet man eine Harnwegsinfektion; Jungen sind erheblich häufiger befallen als Mädchen. Dagegen liegt die Häufigkeit bei reifen Neugeborenen unter 1%; zwischen Jungen und Mädchen bestehen keine Unterschiede. Jenseits des ersten Lebensjahres findet man bei Mädchen in 1–2% der Fälle eine Harnwegsinfektion, bei Jungen dagegen in erheblich weniger als 1% der Fälle. Neuerkrankungen treten jedes Jahr bei 0,3% aller schulpflichtigen Mädchen auf. Zusammenfassend kann der Schluß gezogen werden, daß mindestens 5% aller Mädchen, dagegen aber nur weniger als 1% aller Jungen während ihrer Kindheit eine Harnwegsinfektion durchmachen.

Die angegebenen Häufigkeiten wurden in Feldstudien bei unausgewählten Kindern ermittelt. Unter Kindern, die wegen einer Erkrankung einem Arzt vorgestellt werden, vor allem bei Kindern mit Fieber, dürfte die Häufigkeit einer Harnwegsinfektion erheblich größer sein.

Krankheitsbild

Klinische Symptomatik

Die Befunde sind sehr wechselnd und hängen mehr vom Alter des Patienten als von der Lokalisation der Infektion ab.

Neugeborene werden in der Regel im Krankenhaus betreut. Daher wird die Symptomatik von Harnwegsinfektionen bei Neugeborenen nur tabellarisch wiedergegeben.

Akute Neugeborenen-Pyelonephritis

Jungen überwiegen stark!

- ▶ Schwerkranker Allgemeineindruck
- ▶ Meist Fieber, oft Ikterus
- ▶ Nieren tastbar vergrößert
- ● Signifikante Bakteriurie mit Leukocyturie und Cylindrurie (einschl. Zellcylinder), Proteinurie

- Starke Leukocytose mit Linksverschiebung
- Harnstoff und Kreatinin im Serum erhöht
- Blutkultur oft positiv (gleicher Keim wie im Harn.)

Bei *Säuglingen und Kleinkindern* sind Appetitlosigkeit, mangelhaftes Gedeihen, fahle Blässe und Fieber die häufigsten Befunde.

Im *Vorschul- und Schulalter* unterscheiden sich die subjektiven und die klinischen Symptome nicht mehr nennenswert von denen des Erwachsenen. Mädchen überwiegen erheblich gegenüber Jungen. Ein häufiges Symptom ist die sekundäre Enuresis (Wiederauftreten von Einnässen bei bereits trockenen Kindern). Schmerzen in der Nierengegend und gehäufter, schmerzhafter Harndrang werden mit zunehmendem Alter immer häufiger.

Nicht wenige Patienten weisen aber auch lediglich uncharakteristische, nicht richtungweisende Symptome wie Kopfschmerzen, diffuse Leibschmerzen, Müdigkeit, allgemeine Unlust, Appetitlosigkeit oder Fieber auf.

Harnwegsinfektion bei Klein- und Schulkindern

Mädchen überwiegen stark

- ▶ Signifikante Bakteriurie mit Leukocyturie und Proteinurie

Für Pyelonephritis sprechen:

- ▶ Ausgeprägte Symptome einer akuten bakteriellen Entzündung:
- ▶ Fieber, Leukocytose, Linksverschiebung, BKS beschleunigt;
- ▶ Schmerzen in der Nierengegend;
- ▶ Cylindrurie (einschl. Zellcylinder);
- ▶ Eingeschränkte Nierenfunktion (vor allem Konzentrationsversuch);
- ▶ Röntgenbefunde: Harnwegsobstruktion; vesico-renaler Reflux; herdförmige Parenchymdestruktion.

Pyelonephritis weniger wahrscheinlich aber nicht sicher auszuschließen, wenn:

- ▶ Allgemeinsymptome gering oder fehlend;
- ▶ Cylindrurie fehlt;
- ▶ Nierenfunktionsproben und
- ▶ Röntgenbefunde normal

Harnbefunde

Die Harnuntersuchung ist der Schlüssel zur Diagnose einer Harnwegsinfektion. Dies gilt für jedes Lebensalter. Da die einzusetzenden Methoden sich nicht von denen bei Erwachsenen unterscheiden, wird auf Seite 17ff. verwiesen.

Röntgenbefunde

Röntgenuntersuchungen dienen bei Kindern mit Harnwegsinfektion vor allem auch dem Nachweis von operationsbedürftigen Anomalien und von disponierenden Erkrankungen des Nierenparenchyms. Darum muß die Indikation zur Röntgenuntersuchung im Kindesalter besonders großzügig gestellt werden. Ebenso wie beim Erwachsenen müssen Konkremente und Schädigungen infolge einer Pyelonephritis nachgewiesen werden.

Nierenfunktionsprüfungen

Nur eine Pyelonephritis führt zur Beeinträchtigung der Nierenfunktion, nicht die isolierte Cystitis.

Behandlung

Eine für die jeweilige Form der Harngewinnung und das Alter des Patienten pathologische Bakterienmenge im Harn stellt immer eine Indikation zur Antibiotica-Behandlung dar. Medikamente, die sich bei der Resistenzbestimmung gegen den Erreger als unwirksam oder nur wenig wirksam erweisen, scheiden aus. Folgende Antibiotica kommen vor allem für die ambulante Behandlung von Kindern in Betracht:

Ampicillin und seine Verwandten
Cave: Exanthem, Durchfall.

Cephalexin

Co-Trimoxazol
Cave: Thrombopenie, Leukopenie.
Besondere Vorsicht in den ersten 3 Lebensmonaten.

Kurzzeitsulfonamide
Vorsicht in den ersten 3 Lebensmonaten.

Die Firmennamen dieser Medikamente und Dosierungsvorschläge für das Kindesalter finden sich auf Seite 109.

Als Behandlungsdauer reichen bei Kindern in der Regel 10–14 Tage aus. Patienten mit Infektionen durch Pseudomonas aeruginosa (Bact. pyocyaneum), indolpositive Proteusarten, Klebsiella und den Sproßpilz Candida albicans machen oft erhebliche Schwierigkeiten bei der Behandlung. Wir empfehlen, sie zur Behandlung in ein Krankenhaus einzuweisen. Oft bestehen bei ihnen Harntransportstörungen.

Bei Pollakisurie wirken Spasmolytica, lokale Wärmeapplikationen und sog. Blasen- und Nierentees vielfach subjektiv lindernd. Auf eine antibiotische Behandlung darf jedoch auf keinen Fall verzichtet werden, auch nicht, wenn die subjektiven Symptome verschwinden.

Solange Patienten mit einer Harnwegsinfektion Fieber haben, gehören sie ins Bett.

Eine sorgfältige Kontrolle des Behandlungsergebnisses durch Harnuntersuchungen ist unerläßlich. Wir empfehlen die erste Harnuntersuchung 4 Tage nach Behandlungsbeginn und eine weitere 3–5 Tage nach Behandlungsende. Bei diesen Kontrolluntersuchungen muß der Harn auch bakteriologisch untersucht werden. Von einem Behandlungserfolg kann nur gesprochen werden, wenn alle Harnbefunde einschließlich der bakteriologischen Untersuchungen normal ausfallen. Bei Persistieren oder Wiederauftreten pathologischer Harnbefunde muß erneut mit einem anderen, in vitro gut wirksamen Antibioticum behandelt werden. Bei derartigen Kindern sind Röntgenuntersuchungen des Harntrakts besonders wichtig, sofern sie nicht schon zu Beginn der Erkrankung durchgeführt wurden.

Mechanische Störungen des Harntransports, nicht abgangsfähige Konkremente und ein großer Teil aller vesico-uretero-renalen Refluxe bedürfen einer *operativen Behandlung*. Einzelheiten sind dem urologischen Kapitel zu entnehmen.

Verlauf

Bei normalem Harnabfluß gelingt es so gut wie immer, eine Harnwegsinfektion durch antibiotische Behandlung zu beseitigen. Neue Schübe treten jedoch bei einem großen Teil der Patienten auf. Diese erhöhte Disposition bleibt vielfach

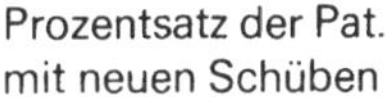

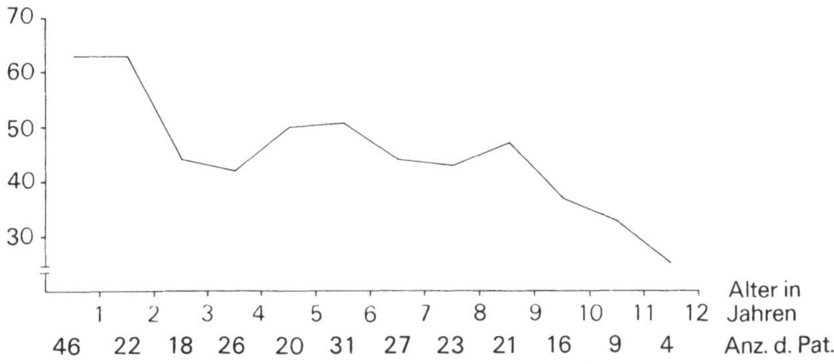

Abb. 5. Zusammenhänge zwischen Alter und der Häufigkeit neuer Schübe bei Kindern mit Harnwegsinfektion ohne Stauung und ohne Konkremente. Zugrundegelegt ist das Alter beim ersten in unserer Klinik diagnostizierten und behandelten Schub. Die Kinder wurden nach diesem ersten Schub mindestens ein Jahr lang in Abständen von drei Monaten untersucht. (Olbing u. Khamssi, unveröffentlichte Befunde)

über Jahre, manchmal sogar für das ganze spätere Leben bestehen. Dies gilt auch für Patienten mit normalem Harntransport. Besonders häufig stellen sich neue Schübe im ersten Jahr nach einem Schub ein. Das Risiko neuer Schübe hängt weitgehend vom Alter des Patienten (s. Abb. 5) und vom Zeitabstand vom letzten behandlungsbedürftigen Schub ab (s. Abb. 6). Daher empfehlen wir, im ersten Vierteljahr nach einer Harnwegsinfektion monatlich Kontrolluntersuchungen des Harns durchzuführen und später ein Jahr lang alle drei Monate. Anschließend können die Intervalle auf 6–12 Monate verlängert werden.

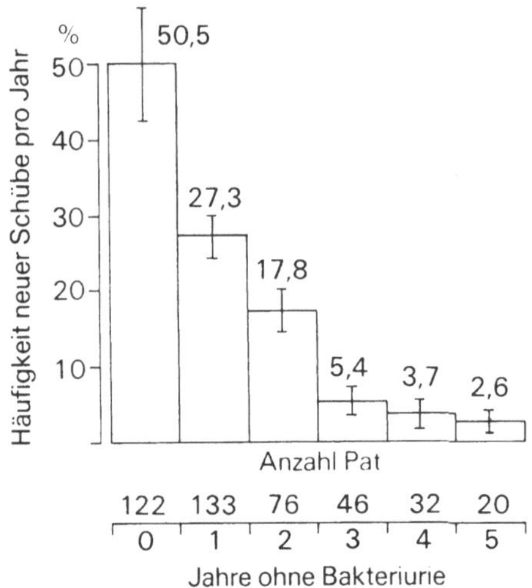

Abb. 6. Zusammenhänge zwischem dem Risiko neuer Schübe einer Harnwegsinfektion und dem Zeitabstand vom letzten Schub bei schulpflichtigen Mädchen. Die Patientinnen wurden nach antibiotischer Behandlung und Normalisierung der Harnbefunde alle drei Monate untersucht. Für jedes Jahr der Nachbeobachtung ist der Prozentsatz Patientinnen, der einen neuen Schub erlitt, angegeben. Von Schulmädchen ohne vorausgegangene Harnwegsinfektion erkranken jährlich nur 0,3% (nach Kunin u. Mitarb., 1960/71)

Durch serologische Typisierung der Erreger aufeinanderfolgender Schübe wurde in den letzten Jahren nachgewiesen, daß es sich in ungefähr 80% der Fälle von Schub zu Schub um wechselnde Keime handelt. Diese *Reinfektionen* beruhen auf einer Unfähigkeit des Organismus, sich gegen Neuinfektionen erfolgreich zu wehren. Die Häufigkeit von Reinfektionen kann nicht durch Intensivierung der Schubbehandlung vermindert werden. Es ist daher sinnlos, bei Patienten mit häufigen Reinfektionen die Behandlungsdauer von den empfohlenen 10–14 Tagen auf beispielsweise 6 Wochen zu verlängern. Bei etwa 20% der Kinder findet man bei den aufeinanderfolgenden Schüben nach Species und Serotyp identische Erreger. Diese Relapsen beruhen auf Exacerbationen der durch die Behandlung nicht völlig ausgemerzten Infektion. Bei Kindern mit häufigen Relapsen kann die Prognose in einem kleinen Teil der Fälle durch Verlängerung und Intensivierung der Schubbehandlung verbessert werden.

Die Unterscheidung zwischen Reinfektion und Relaps ist für die Betreuung von Kindern mit häufigen neuen Schüben einer Harnwegsinfektion von großer

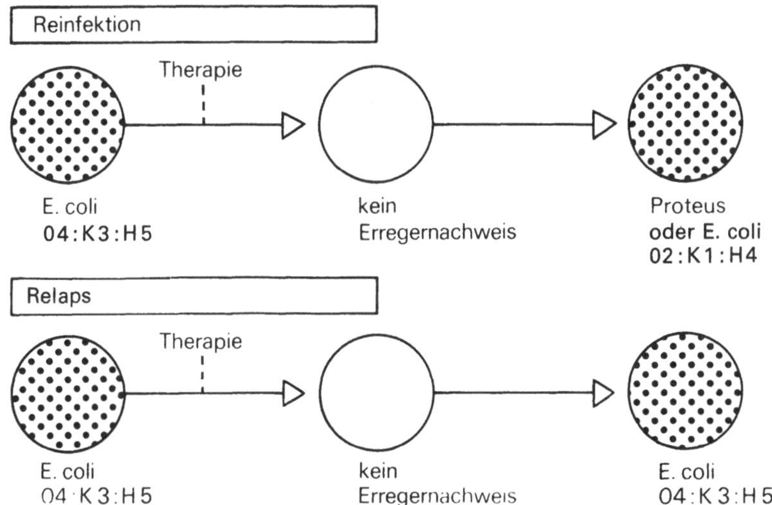

Abb. 7. Unterscheidung zwischen Reinfektion und Relaps bei neuen Schüben einer Harnwegsinfektion

praktischer Bedeutung; daher werden die Unterschiede in Abb. 7 noch einmal anschaulich dargestellt.

Reinfektionsprophylaxe

Reinfektionen treten bei Kindern mit Störungen des Harntransports und mit Harnkonkrementen besonders häufig auf. Außerdem gibt es aber auch Patienten ohne nachweisbare Anomalien an den Harnwegen, bei denen sich immer wieder Reinfektionen einstellen. Störungen der Infektabwehr sind bei ihnen immer wieder vermutet worden, lassen sich aber bisher in der Regel im Einzelfall nicht nachweisen. Die Häufigkeit von Reinfektionen kann in einem großen Teil der Fälle durch eine medikamentöse Reinfektionsprophylaxe vermindert werden. Wir halten jedoch eine grundsätzliche Reinfektionsprophylaxe bei allen Kindern mit Harnwegsinfektion nicht für empfehlenswert. Nach den bisherigen Erfahrungen sollte eine medikamentöse Reinfektionsprophylaxe auf folgende Patienten beschränkt bleiben:

Indikationen zur medikamentösen Reinfektionsprophylaxe:

Patienten mit gestörtem Harnabfluß:

Blasenentleerungsstörungen;
Transportstörungen der oberen Harnwege bis zur völligen operativen Korrektur (Ureterabgangsstenosen; Megalureteren; vesico-uretero-renale Refluxe);
Patienten mit häufigen Reinfektionen trotz intensiver Schubbehandlung (mehr als 2 Schübe in 1 Jahr).

Für die medikamentöse Reinfektionsprophylaxe eignen sich besonders bakterizide Antibiotica mit breitem Wirkungsspektrum, hohen Harnkonzentrationen, nur geringen Auswirkungen auf die Zusammensetzung der Darmflora und nur geringer Neigung zur Resistenzentwicklung der Bakterien. Die besten Erfahrungen liegen vor mit Nitrofurantoin und Co-Trimoxazol. Wir verabreichen von Nitrofurantoin 2–3 mg/kg/Tag in zwei Einzeldosen und von Co-Trimoxazol 2–3 mg Trimethoprim und 10–15 mg Sulfamethoxazol/kg/Tag in einer Einzeldosis. Während der Reinfektionsprophylaxe führen wir in Abständen von nicht mehr als drei Monaten Kontrolluntersuchungen des Harns durch. In der Regel lassen wir Nitrofurantoin 3–4 Tage und Co-Trimoxazol 5 Tage vor den Kontrolluntersuchungen weg; nur bei Kindern mit ganz besonders starker Disposition zu Reinfektionen lassen wir die Medikamente auch während der Kontrolluntersuchungen weiter geben. Beim Nachweis einer erneuten signifikanten Bakteriurie wird erneut eine Schubbehandlung nach den auf Seite 82 dargelegten Richtlinien durchgeführt. Anschließend beginnen wir abermals eine Reinfektionsprophylaxe. Bei der Auswahl des Antibioticums für die Reinfektionsprophylaxe spielen die Ergebnisse der Resistenzbestimmung gegenüber den Erregern der vorausgegangenen Schübe keine Rolle. Wenn die Kinder ein Jahr lang bei allen Kontrolluntersuchungen normale Befunde hatten, beenden wir die Reinfektionsprophylaxe. Falls anschließend neue Schübe auftreten, wird erneut eine Schubbehandlung mit anschließender Reinfektionsprophylaxe begonnen.

Der praktische Arzt hat nicht die Möglichkeit, bei Kindern mit aufeinanderfolgenden Schüben von Harnwegsinfektionen zwischen Reinfektion und Relaps zu unterscheiden. Ihm bleibt nichts anderes übrig, als bei häufigen Schüben eine Reinfektionsprophylaxe zu versuchen. In $^4/_5$ der Fälle wird es sich bei diesen Kindern tatsächlich um Reinfektionen handeln und nur in $^1/_5$ der Fälle um Relapse. Falls die medikamentöse Reinfektionsprophylaxe nicht zu befriedigenden Ergebnissen führt und die Keimspecies bei den aufeinanderfolgenden Schüben identisch ist, ist im Einzelfall zu überlegen, ob der Versuch mit einer verlängerten Schubbehandlung gerechtfertigt ist. Für eine Schubbehandlung von mehr als 14tägiger Dauer sollten untoxische Medikamente bevorzugt werden, z. B. Ampicillin und seine Derivate oder ein Cephalosporin.

Prognose

Im Vergleich zur sehr großen Morbidität ist die Letalität der Harnwegsinfektion gering. Die Frühletalität ist gegenüber der Zeit vor Einführung der Sulfonamide bei Säuglingen auf $^1/_3$, bei älteren Kindern sogar auf $^1/_5$ gesunken. Hierzu dürften die Einführung der Antibiotica und eine Verbesserung auch der übrigen Behandlungsmethoden bei lebensbedrohlich kranken Kindern beigetragen haben. Todesfälle an akuter Pyelonephritis kommen heute fast nur noch bei Säuglingen und überwiegend bei solchen mit gestörtem Harnabfluß vor. Die Spätletalität ist bei Patienten mit nicht rechtzeitig voll korrigierter Harnabflußstörung auch heute noch besorgniserregend. In Obduktionsstatistiken findet man bei Patienten ohne Obstruktion der Harnwege nur in weniger als 0,5% der Fälle eine chronische Pyelonephritis als Todesursache. Besonders selten sind Kinder und Jugendliche betroffen. Die auch heute noch an chronischer Pyelonephritis versterbenden Patienten ohne Obstruktion der Harnwege haben wahrscheinlich zu einem erheblichen Teil angeborene Dysplasien des Nierenparenchyms mit sekundärer Pyelonephritis.

Wichtigste Aufgabe des betreuenden Arztes bei Kindern mit Harnwegsinfektion ist die Durchführung regelmäßiger Kontrolluntersuchungen zur Entdekkung neuer Schübe. Die neuen Schübe sind zu einem großen Teil asymptomatisch. Darum werden sie nur erfaßt, wenn Harnuntersuchungen auch beim Fehlen klinischer Symptome routinemäßig durchgeführt werden. Auch asymptomatische neue Schübe bedürfen der antibiotischen Behandlung.

6. Akute Glomerulonephritis nach Streptokokkeninfektion

Definition und Häufigkeit

Es handelt sich um eine nach Streptokokkeninfektionen auftretende akute Immunkomplexkrankheit mit dem Leitsymptom Hämaturie. Kinder werden viel häufiger befallen als Erwachsene, Knaben öfter als Mädchen. Das Häufigkeitsmaximum liegt beim 7. Lebensjahr (s. Abb. 8).

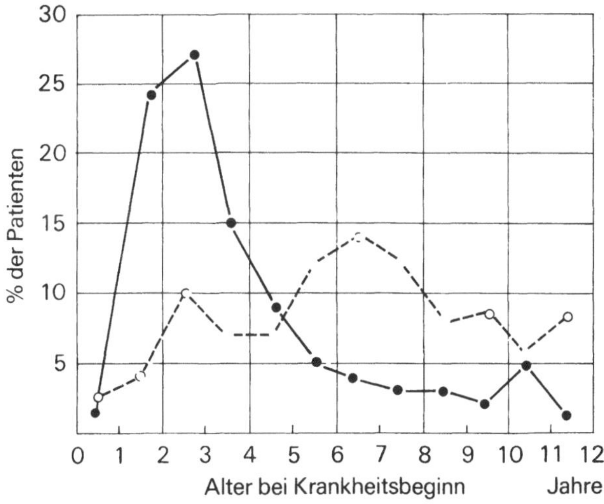

Abb. 8. Altersverteilung bei Kindern mit nephrotischem Syndrom und akuter Glomerulonephritis nach Streptokokkeninfektion [nach Barnett u. Mitarb., Advances in Pediatrics *5*, 53 (1952)]. •—• Nephrotisches Syndrom (425 Pat.), O--O Akute Glomerulonephritis nach Streptokokkeninfektion (214 Pat.)

Krankheitsbild

Die auslösende Streptokokkeninfektion ist in unseren Breiten meist im Nasen-Rachen-Raum lokalisiert und nur selten auf der Haut; sie geht der Nephritis um 1–3 Wochen voraus.

Das häufigste zur Vorstellung beim Arzt führende Symptom ist eine Makrohämaturie; der Harn ist homogen rauchig bierbraun verfärbt. Manifeste Ödeme sind nicht obligat; sie kommen am häufigsten in der Periorbitalregion vor und sind im Vergleich zum nephrotischen Syndrom erheblich geringer. Leibschmerzen sind bei mehr als der Hälfte der Kinder vorhanden und können zur Fehldiagnose einer Appendicitis führen. In vielen Fällen bestehen Fieber, Appetitlosigkeit, allgemeines Krankheitsgefühl.

Bei der klinischen Untersuchung fallen allgemeine Blässe, ein harter bradykarder Puls und in einem Teil der Fälle leichte Ödeme sowie eine Hypertonie auf.

Labor- und Röntgenuntersuchungen werden vor allem mit folgenden Fragestellungen eingesetzt:

1. Klärung des *Ursprungsorts der Hämaturie:*
Im Harn werden vor allem Erythrocytencylinder, außerdem zahlreiche granulierte und hyaline Cylinder sowie gelegentlich Leukocyten- und Epithelcylinder gefunden. Diese Befunde beweisen, daß die Hämaturie aus dem Nierenparenchym stammt.

Es besteht eine leichte bis mittelschwere Proteinurie (nur selten mehr als 1,5 g pro Tag.)

Nur in einem geringen Teil der Fälle bleibt die Diagnose so unsicher, daß eine Cystoskopie zum Nachweis der Beidseitigkeit der Hämaturie oder eine Röntgenuntersuchung zum Ausschluß von Harnkonkrementen erforderlich ist.

2. Beurteilung der *Nierenfunktion:*
Bei einem beträchtlichen Teil der Kinder bleibt die Nierenfunktion normal, in wenigen Fällen kommt es zum akuten Nierenversagen (Einzelheiten s. S. 103).

Zwischen diesen beiden Extremen gibt es alle Übergänge. Zur Beurteilung der Nierenfunktion sind Serum-Untersuchungen auf Harnstoff, Kreatinin und Elektrolyte sowie eine genaue Überwachung der Harnmenge erforderlich; Beurteilungskriterien für die tägliche Harnmenge sind auf Seite 68 angegeben. Bei der Beurteilung der Harnmenge müssen Flüssigkeitszufuhr, Flüssigkeitsverluste durch Erbrechen und die Höhe der Körpertemperatur berücksichtigt werden. Bei den ersten Hinweisen auf eine Beeinträchtigung der Nierenfunktion sind Patienten mit einer aus dem Nierenparenchym stammenden Hämaturie in die Klinik einzuweisen. Nur bei normaler Nierenfunktion ist eine ambulante Behandlung zu verantworten.

3. Kennzeichnung der *Ätiologie:*
Die Anfangssymptomatik aller akuten Glomerulonephritiden ist identisch. Die Dauerprognose ist aber bei der akuten Glomerulonephritis nach Streptokokken-

infektion besser als bei vielen anderen Formen. Daher ist eine möglichst eindeutige Kennzeichnung der Ätiologie erforderlich. Der Nachweis eines vorausgegangenen Streptokokkeninfekts (Rachenabstrich; Anstieg oder Abfall des Antistreptolysintiters) und eine Erniedrigung der Komplementkonzentration im Serum während der ersten acht Krankheitswochen beweisen, daß es sich um eine Glomerulonephritis nach Streptokokkeninfektion handelt. Aus diesem Grunde ist der Nachweis einer vorausgegangenen Streptokokkeninfektion und der Komplementerniedrigung in jedem Fall anzustreben, obschon das Serum hierfür in spezielle Laboratorien eingeschickt werden muß.

Eine Nierenbiopsie ist gelegentlich zur Sicherung der Diagnose erforderlich.

Kennzeichnende Befunde für eine akute Glomerulonephritis nach Streptokokkeninfektion:

- ▶ Vor 1–3 Wochen Streptokokkeninfektion (meist Nasen-Rachen-Raum, selten Impetigo).
- ▶ Abstrich noch in einem Teil der Fälle positiv, ASL-Titer in 60–80% der Fälle erhöht (Anstieg oder Abfall).
- ▶ Leibschmerzen, Fieber.
- ▶ Blässe, leichte Ödeme, Hypertonie, Bradykardie, Oligurie.
- ● Makrohämaturie.
- ● Cylindrurie.
- ● mittelstarke Proteinurie.
- ● Harnpflichtige Stoffe im Serum erhöht.
- ● Komplement im Serum meist erniedrigt (Beta-1A-Globulin <80 mg/100 ml).

Verlauf

Bei Kindern verläuft die Krankheit durchweg leichter als bei Erwachsenen. Die *Frühletalität* bei Kindern beträgt heute nur noch weniger als 5%. Der Tod kann infolge eines akuten Nierenversagens, eines plötzlichen Herzversagens oder einer Encephalopathie eintreten. Die Symptomatik eines *akuten Nierenversagens* ist auf Seite 103 abgehandelt. Erste Zeichen eines *Herzversagens* sind Tachykardie, Dyspnoe, Herzvergrößerung oder Stauung im großen oder kleinen Kreislauf. Rhythmusstörungen sowie negatives T und Verlängerung von PQ im EKG weisen auf die Möglichkeit einer direkten Myokardschädigung hin. Bei den ersten Hinweisen auf eine Beeinträchtigung der Herzfunktion ist Krankenhauseinweisung notwendig. Eine *Encephalopathie* tritt bei Kindern in 5–10% der Fälle ein. Verdächtige Symptome sind Kopfschmerz, Erbrechen, Reizbarkeit, Bewußtseinstrübung. Bei den ersten verdächtigen Symptomen sollten die Patienten unverzüglich in ein Krankenhaus eingewiesen werden. Es besteht die Gefahr eines vorübergehenden Verlustes der Sehfähigkeit und von tonisch-klonischen Krämpfen.

Die *Spätprognose* ist gut, wenn die Initialphase ohne schwerere Beeinträchtigung der Nierenfunktion überstanden wird. Bei weitaus den meisten Kindern heilt die Krankheit vollständig aus, nur wenige gehen in eine chronische Niereninsuffizienz über. Insgesamt ist die Dauerprognose um so schlechter, je schwerer die Nierenfunktion in den Anfangsstadien beeinträchtigt ist. Die noch vielfach vertretene These, ein Großteil der erstmalig im Erwachsenenalter bemerkten chronischen Glomerulonephritiden beruhe auf leichten, nicht manifest gewordenen Glomerulonephritiden nach Streptokokkeninfektion im Kindesalter, ist unbewiesen und wahrscheinlich falsch.

Differentialdiagnose

Bei Kindern ist vor allem eine Abgrenzung von folgenden Krankheiten erforderlich:

Harnwegsinfektion mit Hämaturie;
den Ausschlag geben bakteriologische Harnuntersuchungen; ASL-Titer und Komplementspiegel im Serum sind normal.

Harnkonkremente;
die Hämaturie ist in der Regel nur einseitig; röntgenologisch werden kalkdichte Schatten oder Aussparungen des Kontrastmittels nachgewiesen; ASL-Titer und Komplementspiegel im Serum bleiben normal.

Zufälliger Streptokokkeninfekt bei vorbestehender chronischer Glomerulonephritis anderer Ätiologie;
Ergebnisse früherer Harnuntersuchungen pathologisch; Komplementspiegel im Serum normal.

Exacerbation einer vorbestehenden Glomerulonephritis anderer Ätiologie;
Ergebnisse früherer Harnuntersuchungen pathologisch; ASL-Titer und Komplementspiegel im Serum normal.

Benigne rezidivierende Hämaturie;
Hämaturie unmittelbar nach Ausbruch des Infektes der Luftwege; schubweiser Verlauf der Hämaturie; ASL-Titer und Komplementspiegel im Serum normal; Blutdruck und Nierenfunktion normal; keine Ödeme.

Akuter Beginn einer Glomerulonephritis anderer Ätiologie;
Purpura Schönlein-Henoch: kennzeichnende klinische Befunde; Komplementspiegel im Serum normal. Lupus erythematodes: kennzeichnende serologische Befunde. Membrano-proliferative Glomerulonephritis: Abgrenzung nur durch Nierenbiopsie möglich.

Vorübergehende Hämaturie bei Exsikkose, Infektionen außerhalb des Harntrakts, Intoxikationen oder Herzversagen;
nur kurzdauernd pathologische Harnbefunde; ASL-Titer und Komplementspiegel im Serum normal; Nierenfunktion und Blutdruck normal.

Therapie

Alle Patienten sollten 10–14 Tage lang mit Penicillin behandelt werden (z. B. 50000 E Propicillin/kg Körpergewicht/Tag); bei Penicillin-Allergie kommt Erythromycin in Betracht (30 mg/kg Körpergewicht/Tag). Steroide und Cytostatica sind kontraindiziert. Eine Tonsillektomie ist nur bei eindeutiger chronischer Tonsillitis sinnvoll und sollte dann erst nach Abklingen der akuten Phase der Nephritis während einer Behandlung mit Penicillin oder Erythromycin durchgeführt werden.

Die Patienten gehören ins Bett. Die Dauer der Bettruhe muß dem Krankheitsverlauf angepaßt werden. Etwa 3–4 Wochen nach Verschwinden von Ödemen, Hypertonie und Einschränkung der Nierenfunktion lassen wir unsere Patienten wieder aufstehen. In der Regel kann 3–4 Wochen später der Schulbesuch erlaubt werden, weitere 6 Monate später leichtes Turnen und Schwimmen.

Eine Einschränkung von Natrium, Flüssigkeit und Eiweiß ist nur bei Patienten mit Hypertonie, Ödemen oder Einschränkungen der Nierenfunktion erforderlich. Derartige Kinder gehören in ein Krankenhaus. Daher gehen wir auf Einzelheiten der diätetischen Behandlung nicht ein. In der Regel können die Kinder nach der Entlassung aus dem Krankenhaus eine Normalkost zu sich nehmen.

Prophylaxe

Epidemieartige Häufung von Glomerulonephritis nach Streptokokkeninfektionen ist beschrieben worden; die Behandlung aller Kontaktpersonen mit Penicillin führt zu einer schlagartigen Eindämmung. Ob Penicillin eine Nephritis verhindert, wenn es erstmalig nach Manifestwerden einer Streptokokkenerkrankung verabreicht wird, ist fraglich.

Eine Penicillin-Prophylaxe bei Patienten, die eine akute Glomerulonephritis nach Streptokokkeninfektion durchgemacht haben, halten wir nicht für sinnvoll. Im Gegensatz zum rheumatischen Fieber wird eine akute Glomerulonephritis nur durch wenige Typen beta-hämolysierender Streptokokken der Gruppe A verursacht (z. B. 12, 4, Red Lake, 25). Diese Streptokokkeninfektionen hinterlassen eine typenspezifische Immunität. Daher ist die Wahrscheinlichkeit einer Zweiterkrankung geringer als die einer Ersterkrankung in der Normalbevölkerung. Außerdem verlaufen Zweiterkrankungen nicht schwerer als Ersterkrankungen an Glomerulonephritis.

7. Hereditäre Glomerulonephropathien

7.1. Alport-Syndrom

Kennzeichnend ist die Kombination von progredienter Nephritis mit Innenohrschwerhörigkeit und Augenanomalien.

Das Syndrom manifestiert sich in der Regel im Schulalter mit persistierender oder schubweise verlaufender Hämaturie (Makro- oder Mikrohämaturie). Man findet eine Proteinurie und Cylindrurie (einschl. Erythrocytencylinder). Bei Jungen treten die ersten Symptome meist früher auf als bei Mädchen. Die Schübe der Hämaturie fallen häufig mit Infekten der Luftwege zusammen. Hypertonie ist eine Seltenheit. Die Innenohrschwerhörigkeit ist vielfach nur audiometrisch zu erfassen und betrifft vor allem die hohen Frequenzen. Katarakt, Myopie und Linsendeformierungen sind fakultative Symptome. Bei der Röntgenuntersuchung erweisen sich die Nieren als klein, aber sonst unauffällig.

Sowohl die Nephritis als auch die Schwerhörigkeit sind progredient. Das Tempo der Nierenzerstörung ist in der Regel bei Jungen größer als bei Mädchen und bei gleichgeschlechtlichen Mitgliedern einer Familie oft nahezu identisch. Bei Männern stellt sich das terminale Nierenversagen am häufigsten im 2. oder 3. Lebensjahrzehnt ein, während Frauen in der Regel eine erheblich längere Lebenserwartung haben. Interkurrente Pyelonephritiden sind häufig.

7.2. Nephronophthise

Wahrscheinlich sind Nephronophthise und „medulläre cystische Nierenerkrankung" identisch. Es handelt sich wahrscheinlich um ein autosomal-rezessives Erbleiden.

Erstes Krankheitszeichen ist starker Durst mit Polyurie und erheblicher Einschränkung des Konzentrationsvermögens der Nieren. Auffällig ist, daß die Harnbefunde lange normal bleiben oder nur diskret pathologisch ausfallen. Sehr oft besteht bereits bei geringer Einschränkung der Nierenfunktion eine erhebliche normochrome Anämie; viele Patienten kommen erstmals wegen der Anämie in ärztliche Behandlung. Eine Hypertonie ist selten. Röntgenologisch erweisen sich die Nieren als klein, haben aber glatte Konturen von Oberfläche und Hohlsystem. Die Sicherung der Diagnose ist nur durch die Nierenbiopsie möglich.

Die Nierenläsion ist progredient. Meist wird um das 10. Lebensjahr das Stadium des terminalen Nierenversagens erreicht.

8. Glomerulonephropathien bei Systemkrankheiten

8.1. Purpura Schönlein-Henoch

Definition und Häufigkeit

Aufgrund einer Entzündung kleiner Gefäße kommt es zu einem bunten Nebeneinander von Manifestationen an Haut, Gelenken, Intestinaltrakt und Nieren. Kinder erkranken erheblich häufiger als Erwachsene, Jungen öfter als Mädchen. Der Häufigkeitsgipfel liegt zwischen dem 3. und 8. Lebensjahr. Ungefähr 10% aller Glomerulonephropathien bei Kindern beruhen auf einer Purpura Schönlein-Henoch.

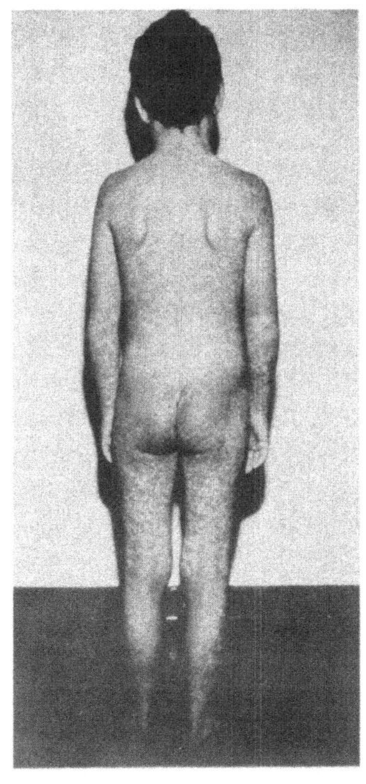
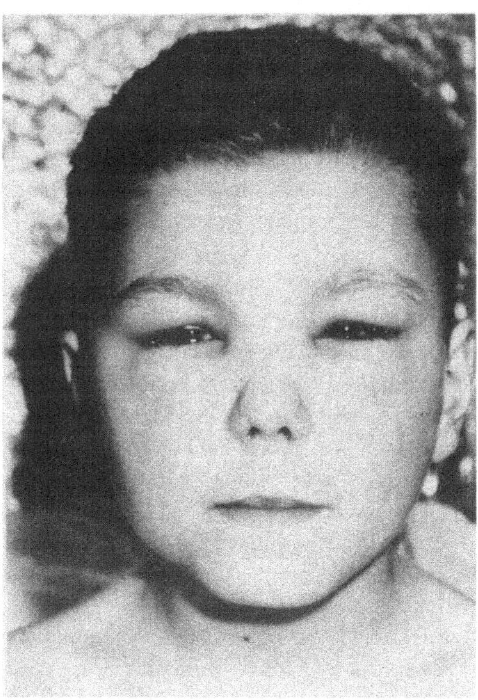

Abb. 9. Purpura Schönlein-Henoch.
Links: sehr starkes Exanthem. Rechts: isoliert periorbitale Ödeme

Krankheitsbild

Meistens kommen die Patienten wegen eines symmetrischen, polymorphen Exanthems mit Bevorzugung von Gesäß und Beugeseiten der unteren Extremitäten zum Arzt (s. Abb. 9). Sehr häufig ist ein Infekt der Luftwege vorausgegangen. Neben linsen- bis fünfmarkstückgroßen urticariellen, maculösen oder papulösen Efflorescenzen bestehen Petechien. Außerdem findet man, vor allem bei jungen Kindern, umschriebene Ödeme, am häufigsten an Hand- und Fußrücken sowie in der Periorbitalregion (s. Abb. 9). Die zweithäufigste initiale Symptomengruppe weist auf den Magen-Darm-Trakt; heftige kolikartige Leibschmerzen, Erbrechen, unter Umständen Hämatemesis und blutiger Durchfall können zu einem dramatischen Bild führen, das gelegentlich den Gedanken an eine Invagination oder eine akute Appendicitis nahelegt. Vervollständigt wird das Bild durch eine Polyarthritis. Seltener treten Krämpfe, Paresen und Bewußtseinsbeeinträchtigungen als Folge einer Miterkrankung des Zentralnervensystems auf.

Bei mehr als der Hälfte der Kinder kommt es zu einer Miterkrankung der Nieren. Erste Zeichen der Nierenbeteiligung treten meist in den ersten vier Wochen nach Krankheitsbeginn auf und bestehen am häufigsten in einer Mikrohämaturie und Proteinurie. Nur beim kleineren Teil der Patienten entwickelt sich plötzlich eine Makrohämaturie. Sowohl bei Mikro- als auch bei Makrohämaturie sind Erythrocytencylinder im Harn nachweisbar. In seltenen Fällen kommt es zu Hypertonie, nephrotischem Syndrom oder Niereninsuffizienz. Der ASL-Titer ist in knapp $^1/_3$ der Fälle erhöht, der Komplementspiegel im Serum jedoch immer normal. Die röntgenologischen Befunde am Harntrakt sind normal.

Verlauf

Der Krankheitsverlauf wechselt von Patient zu Patient außerordentlich stark. Bei ungefähr 2% der Kinder kommt es schon in den ersten Krankheitswochen zu einem akuten Nierenversagen. Bei ungefähr 5% der Patienten entwickelt sich einige Monate nach Krankheitsbeginn eine progrediente Niereninsuffizienz. In mehr als 90% der Fälle heilt die Glomerulonephropathie jedoch vollständig aus. Die Langzeitprognose weist eine enge Korrelation mit der Schwere der Anfangssymptomatik auf. Am günstigsten sind die Aussichten bei Kindern mit leichter Hämaturie oder leichter Proteinurie, während bei Patienten mit nephrotischem Syndrom und starker Hämaturie eher mit einem ungünstigeren Verlauf gerechnet werden muß.

Ebenso wie die Manifestationen außerhalb der Nieren kann auch die Glomerulonephropathie über Monate in immer wiederkehrenden Schüben ablaufen. Bei jedem neuen Schub kann eine bis dahin leichte Verlaufsform in eine schwere umschlagen.

Differentialdiagnose

Meningokokken-Meningitis.
Thrombopenie.
Hämolytisch-urämisches Syndrom.
Im übrigen siehe Differentialdiagnose der akuten Glomerulonephritis nach Streptokokkeninfektion auf Seite 90.

Therapie

Bei leichten Verlaufsformen ist eine Krankenhauseinweisung nicht unbedingt erforderlich. Wir empfehlen aber, Patienten mit nephrotischem Syndrom, Makrohämaturie oder Beeinträchtigung der Nierenfunktion sowie mit mehr als ein Jahr lang persistierenden pathologischen Harnbefunden in ein Krankenhaus einzuweisen.

Steroide haben häufig einen dramatischen Effekt auf die extrarenalen Manifestationen. Ob sie den Ablauf der Nierenläsion beeinflussen, ist zweifelhaft. Für cytotoxische Medikamente ist ein günstiger Effekt bisher nicht bewiesen; die Entscheidung über ihren Einsatz sollte nur nach Beratung mit einem Nephrologen getroffen werden.

8.2. Hämolytisch-urämisches Syndrom

Definition und Häufigkeit

Kennzeichnend ist das gleichzeitige plötzliche Auftreten von hämolytischer Anämie, Nierenversagen, Blutungsneigung und intravasculärer Gerinnung. Die Krankheit wird noch immer häufig verkannt. Drei pädiatrische Zentren in verschiedenen Klimazonen haben jedes über mehr als 60 Fälle berichtet. In unseren Breiten scheint es im Sommer und Herbst zu einer Häufung zu kommen. Kinder in den ersten beiden Lebensjahren werden bevorzugt befallen; jenseits der Kindheit kommt die Krankheit nur noch sehr selten vor.

Krankheitsbild

Meist geht eine Gastroenteritis voraus, seltener ein Infekt der Luftwege. Wenige Tage bis drei Wochen später werden die Patienten plötzlich mit folgenden, gleichzeitig auftretenden dramatischen Kardinalsymptomen schwerkrank:

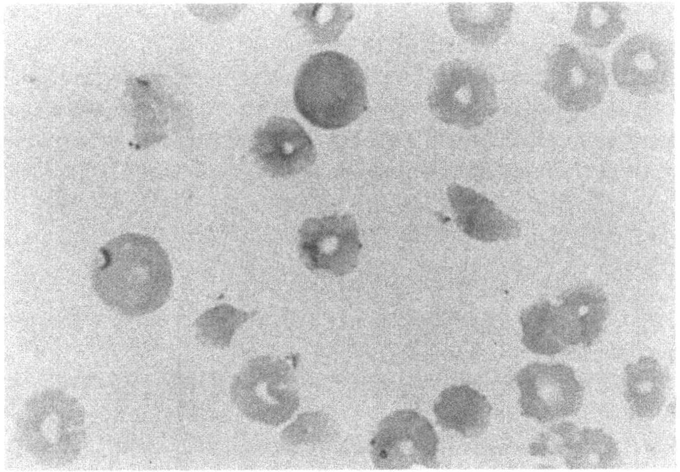

Abb. 10. Erythrocyten im Blutausstrich bei hämolytisch-urämischem Syndrom; starke Anisocytose, bizarre Fragmentierung(„burr cells“)

Hämolytische Anämie

Die Kinder werden in kurzer Zeit sehr blaß. Erythrocytenstürze um bis zu 2 Mill./mm^3 in 24 Std. kommen vor. Die Erythrocyten im Blut sind bizarr verformt (Anisocytose, starke Fragmentierung; s. Abb. 10). Es besteht eine starke Leukocytose mit erheblicher Linksverschiebung.

Sobald eine rasch progrediente Anämie mit den kennzeichnenden Erythrocytenveränderungen im Blutausstrich nachgewiesen ist, sollte der Patient in ein pädiatrisches Zentrum eingewiesen werden. Dort läßt sich leicht nachweisen, daß es sich um eine hämolytische Anämie handelt, die nicht durch Antikörper, Hämoglobinanomalien oder erythrocytäre Enzymopathien verursacht ist.

Akutes Nierenversagen

Zur Symptomatik siehe Seite 103. Auffällig ist eine starke Erhöhung des Serum-Kalium-Spiegels; vermutlich ist die Addition von Hämolyse und Nierenversagen die Ursache. Relativ häufig besteht eine maligne Hypertonie. Bei den ersten Anzeichen des Nierenversagens gehört ein Patient in die Klinik. Dort wird eine intravasculäre Gerinnung mit Blutungsneigung (Verbrauchskoagulopathie) nachgewiesen.

Verlauf

Die Krankheit verläuft nicht selten in Schüben. Daher muß der Hausarzt auch nach der Entlassung aus dem Krankenhaus regelmäßige Kontrolluntersuchungen durchführen. Am wichtigsten sind Untersuchungen des Blutbildes, des Harns und der Nierenfunktion. Meist bleibt auch ohne neue Schübe über längere Zeit eine aus dem Nierenparenchym stammende Erythrocyturie bestehen. Wenn die akute Anfangsphase überlebt wird, heilt die Nierenläsion meist nach Monaten aus; in einem kleinen Teil der Fälle bleibt eine chronische Niereninsuffizienz mit oder ohne Hypertonie bestehen.

Therapie

Die Behandlung muß im Krankenhaus erfolgen. Da in der Regel sehr eingreifende und risikobelastete therapeutische Verfahren wie Dialyse, unter Umständen Fibrinolyse und Heparinapplikation eingesetzt werden müssen, ist die Überweisung in ein besonders erfahrenes Zentrum zu empfehlen.

Merkmale des hämolytisch-urämischen Syndroms

Vorkrankheit

▶ Gastroenteritis; Infekt der Luftwege (nicht selten leichter Verlauf).

Allgemeineindruck

▶ schwerkrank, sehr blaß.

Hämolytische Anämie:

▶ Ikterus;
● rascher und starker Abfall von Hämoglobin und Erythrocyten im Blut;
● starke Reticulocytose;
● bizarre Formänderungen der Erythrocyten („burr cells“).

Niereninsuffizienz:

● Oligurie mit Hämaturie, u. U. Anurie;
● Cylindrurie;
● Proteinurie;
● Harnstoff-N, Kreatinin, Elektrolyte — vor allem Kalium — im Serum erhöht;
▶ Hypertonie, u. U. maligne.

— Bei den ersten verdächtigen Symptomen Einweisung in die Klinik!

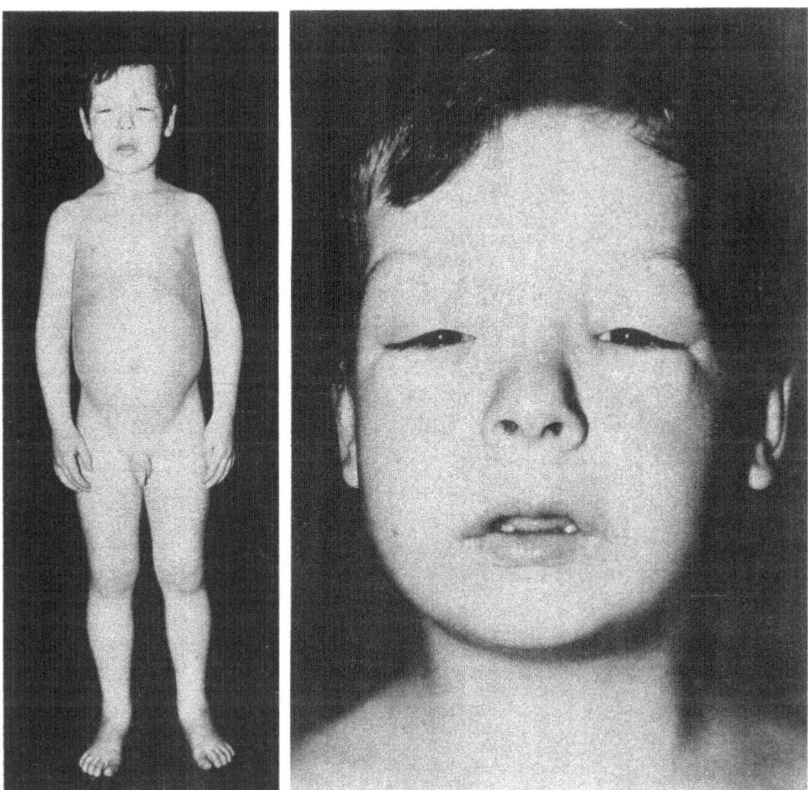

Abb. 11. Starke generalisierte Ödeme mit schwerem Ascites und mit Pleuraergüssen bei 7jährigem Patienten mit nephrotischem Syndrom

9. Nephrotisches Syndrom

Gegenüber Erwachsenen bestehen erhebliche Unterschiede in der Ätiologie, der Häufigkeit der zugrundeliegenden Nierenläsionen, dem Verlauf und der therapeutischen Beeinflußbarkeit. Wir beschränken uns hier auf eine Darstellung spezifischer Besonderheiten im Kindesalter und verweisen im übrigen auf Seite 16.

Häufigkeit

Pro Jahr treten bei 100000 Kindern ungefähr 5 Neuerkrankungen auf. Der Häufigkeitsgipfel liegt im 2.–3. Lebensjahr (s. Abb. 8). Jungen erkranken häufiger als Mädchen.

Ätiologie

Bei Kindern treten nephrotische Syndrome selten hereditär, bei Infektionskrankheiten (z. B. angeborene Lues), nach Intoxikationen und bei Systemerkrankungen (z. B. Purpura Schönlein-Henoch) auf; weitaus häufiger als bei Erwachsenen handelt es sich jedoch um eine eigenständige Erkrankung ohne nachweisbare Ursache; in diesen Fällen spricht man von *idiopathischem* nephrotischem Syndrom. Ungefähr 90% aller bei Kindern auftretenden nephrotischen Syndrome müssen als idiopathisch eingestuft werden.

Krankheitsbild

Wegen der sehr weitgehenden Übereinstimmung mit den Befunden beim Erwachsenen beschränken wir uns auf eine tabellarische Zusammenstellung und auf eine Abbildung (s. Abb. 11).

Symptome des nephrotischen Syndroms

Kernsymptome (obligat)
- ▶ starke Ödeme;
- ● große Proteinurie (>40 mg/Std./m^2 KO);
- ● starke Hypalbuminämie (<2,5 g/100 ml Serum) mit relativer Vermehrung der α_2-Globuline;
- ● starke Beschleunigung der BKS (um 100/Std.).

Akzessorische Symptome (teilweise fakultativ)
- ▶ Hypertonie;
- ● Erythrocyturie, Leukocyturie, Cylindrurie;
- ● Hyperlipidämie;
- ● Acotämie.

Kinder mit nephrotischem Syndrom sollten in ein Krankenhaus eingewiesen werden.

Verlauf

Wir beschränken uns auf idiopathische nephrotische Syndrome und schildern den Verlauf nach Steroidbehandlung.

In 80–90% der Fälle kommt es zu einer Normalisierung aller pathologischen Befunde *(Remission)*. Diese Kinder bezeichnet man als *steroidsensibel.* In mehr als 3/4 der Fälle stellen sich später *Rezidive* ein. Diese beginnen mit einer Proteinurie. Meist entwickeln sich etwas später Ödeme und eine starke Hypalbuminämie. Sehr oft entwickeln sich die Rezidive während Infekten der oberen Luftwege. Auch Rezidive sprechen in der Regel wieder gut auf Steroide an. Bei ungefähr jedem 4. Kind stellen sich jedoch häufig Rezidive ein. Steroidsensible Kinder bekommen so gut wie nie eine Niereninsuffizienz, selbst nicht bei jahrelang häufig aufeinanderfolgenden Schüben. Die Patienten sind aber durch lebensbedrohliche Infektionen (bakteriell und viral), Thromboembolien und Entgleisungen des Flüssigkeits- und Elektrolythaushaltes gefährdet, solange und sooft Ödeme bestehen. Daher sollten die Kinder mit jedem Rezidiv wieder in ein Krankenhaus eingewiesen werden. Die wichtigsten Untersuchungen zur frühzeitigen Erkennung von Rezidiven sind die Urinuntersuchung auf Eiweiß und die Gewichtskontrollen. Wir lassen zu Hause täglich den ersten Morgenurin auf Eiweiß untersuchen (z. B. mit dem Teststreifen Albustix) und außerdem jede Woche einmal morgens bei Nüchternheit das Körpergewicht feststellen. Beim Wiederauftreten einer Proteinurie müssen die Kinder täglich gewogen werden. Wenn an drei aufeinanderfolgenden Tagen eine Proteinurie nachgewiesen wurde, kommen die Patienten in die Klinik. Wenn kein Infekt der Luftwege nachzuweisen ist, beginnen wir nach 3 Tage langer Proteinurie eine erneute Steroidbehandlung. Bei Kindern mit Infekt der Luftwege klingt das Rezidiv manchmal spontan wieder ab; bei derartigen Patienten behandeln wir mit Steroiden, sobald das Gewicht um mehr als 1,5 kg angestiegen ist oder eine starke Hypalbuminämie nachweisbar wird.

In vielen Fällen nimmt die Rezidivhäufigkeit mit dem Alter ab. Es sind aber Kinder mit mehr als 10 Jahre langer Rezidivkette beobachtet worden.

Bei 10–20% der Kinder gelingt es auch mit Steroiden nicht, eine volle Remission herbeizuführen. Diese *steroidresistenten* Kinder sollten nur in enger Zusammenarbeit mit einer Klinik betreut werden. Bei ihnen ist eine Nierenbiopsie unerläßlich, weil der histologische Befund die präziseste Voraussage über den weiteren Krankheitsverlauf und die Aussichten einer Behandlung erlaubt. Zur Erleichterung der Verständigung zwischen Klinik und Hausarzt sind in Tabelle 3 die am häufigsten vorkommenden histologischen Befunde und die Zusammenhänge mit der Prognose dargestellt.

Bei mehr als der Hälfte der steroidresistenten Kinder verschwinden nach Steroidbehandlung wenigstens die Ödeme. Bei diesen *teilresistenten* Patienten wechselt der Verlauf von Fall zu Fall erheblich; plötzliche Remissionen, langsame Besserung, aber auch progrediente Verschlechterung der Nierenfunktion sind möglich. Am schlechtesten ist die Prognose bei Patienten mit persistierenden Ödemen; sie werden als *komplett resistent* bezeichnet. Ihre 5-Jahres-Letalität liegt über 50%. Niereninsuffizienz und interkurrente Infektionen sind als Todesursachen ungefähr gleich häufig. Bei den ersten Anzeichen einer Infektion ist Klinikeinweisung unbedingt erforderlich.

Tabelle 3. *Häufigste histologische Befunde und Aussichten einer Behandlung mit Corticosteroiden und cytotoxischen Medikamenten bei idiopathischen Glomerulonephropathien im Kindesalter*

Histologischer Befund	Gefahr tödlicher Niereninsuffizienz	Gefahr tödlicher interkurrenter Komplikationen	Wirksamkeit von Corticosteroiden	Wirksamkeit von cytotoxischen Medikamenten
Minimalläsionen	(+)	+++	++	0
Fokal sklerosierende Glomerulonephropathie	+++	+++	0	(+)
Membranoproliferative Glomerulonephritis	++	(+)	0	0
Mesangialproliferative Glomerulonephritis	(+)	(+)	(+)	(+)
Membranöse Glomerulopathie	+	(+)	0	0

Differentialdiagnose

Periorbitale Ödeme werden häufig als Symptome einer *Allergie* fehlgedeutet. Die Harnuntersuchung auf Eiweiß klärt die Diagnose.

Therapie

Die Behandlung muß wegen des in der Regel außerordentlich langwierigen, rezidivierenden Verlaufs von Hausarzt und Krankenhaus gemeinsam durchgeführt werden.

Bettruhe ist nur bei solchen Kindern erforderlich, die sowieso ins Krankenhaus gehören. Nach der Entlassung aus dem Krankenhaus sollen steroidresistente Patienten selbst bestimmen, ob sie das Bedürfnis haben, sich auszuruhen.

Die *Diät* muß dem Stadium der Krankheit angepaßt werden. Eine für alle Situationen richtige „Nephrose-Diät" gibt es nicht. Wir empfehlen folgendes Vorgehen:

Dem Krankheitsstadium angepaßte Diät bei nephrotischem Syndrom

Manifeste Ödeme, keine Polyurie:
- Natrium und Flüssigkeit einschränken,
- reichlich Eiweiß.

Manifeste Ödeme, Polyurie vorhanden:
- Kaliumreiche Diät;
- keine Einschränkung von Natrium und Flüssigkeit mehr;
- reichlich Eiweiß.

Nach Ausschwemmung der Ödeme:
- Normalkost.

Wichtigster Bestandteil der *medikamentösen Behandlung* sind *Corticosteroide.* Am besten erprobt sind bisher Prednison und Prednisolon. Die *Erstmanifestation* sollte im Krankenhaus behandelt werden. Folgendes Behandlungsschema ist heute in den meisten Kliniken üblich:

Steroidbehandlung der Erstmanifestation eines nephrotischen Syndroms

- 4 Wochen lang tgl. 60 mg Prednison (Prednisolon)/m² KO; 3–4 Einzeldosen, maximal 80 mg/Tag.
- Anschließend 4 Wochen 40 mg Prednison (Prednisolon)/m² KO an 3 von 7 Tagen; 3–4 Einzeldosen, maximal 60 mg/Behandlungstag.

Vielfach werden außerdem Diuretica eingesetzt (s. S. 110). Bis vor wenigen Jahren wurde grundsätzlich bei allen Kindern nach Erzielung einer Remission zur Rezidivverhütung eine Langzeitbehandlung mit Steroiden durchgeführt. Diese lag weitgehend in der Hand des Hausarztes. Von den verschiedenen, nach Tagesdosis und Dosierungsintervall unterschiedlichen Verfahren erwähnen wir nur die folgenden Beispiele:

Steroid-Langzeitapplikation zur Rezidivverhütung bei nephrotischem Syndrom

Intermittierend

- 40 mg Prednison (Prednisolon)/m² KO an 3 von 7 Tagen; 3–4 Einzeldosen, maximal 60 mg/Behandlungstag.

Alternierend

- 35 mg Prednison (Prednisolon)/m² KO jeden 2. Tag; 1 Einzeldosis morgens.

Täglich

- 10–15 mg Prednison (Prednisolon)/m² KO täglich; 1 Einzeldosis morgens.

Bei langdauernder Applikation kann es zu schwerwiegenden, unerwünschten Steroideffekten kommen. Außerdem ist bisher nicht sicher bekannt, welchen Nutzen die Langzeitbehandlung tatsächlich hat. Darum geht man in letzter Zeit zunehmend dazu über, die Patienten sorgfältig ohne Langzeitbehandlung zu beobachten und nur bei Rezidiven zu behandeln. Um die Gesamtdosis so gering wie möglich zu halten und unerwünschte Steroidwirkungen möglichst zu vermeiden, behandeln wir bei Rezidiven folgendermaßen:

Steroidbehandlung bei Rezidiven eines nephrotischen Syndroms

- 60 mg Prednison (Prednisolon)/m² KO/Tag, bis an 3 aufeinanderfolgenden Tagen proteinuriefrei, maximal 4 Wochen; 3–4 Einzeldosen, maximal 80 mg/Tag.
- Anschließend 4 Wochen 40 mg Prednison (Prednisolon)/m² KO an 3 von 7 Tagen; 3–4 Einzeldosen, maximal 60 mg/Behandlungstag.

Bei Kindern kommt zu den vom Erwachsenen her ausreichend bekannten *Gefahren* einer hochdosierten, langdauernden Steroidbehandlung noch die Wachstumsbeeinträchtigung.

Die Entscheidung über den Einsatz *cytotoxischer Medikamente* bei Kindern mit nephrotischem Syndrom sollte der Klinik vorbehalten bleiben. Zur frühzeitigen Erkennung unerwünschter Wirkungen ist vor allem eine enge Zusammenarbeit zwischen Hausarzt und Krankenhaus erforderlich. Wegen der Beeinträchtigung der Hämopoese sind regelmäßig Blutbilder anzufertigen. Außerdem muß beim Cyclophosphamid (Endoxan) auf eine hämorrhagische Cystitis geachtet werden.

10. Leitsymptom Hämaturie

Bei Kindern mit dem Leitsymptom Hämaturie sind die gleichen differentialdiagnostischen Überlegungen anzustellen wie bei Erwachsenen; wir verweisen auf Seite 29.

Neoplasien im Bereich von Nieren und ableitenden Harnwegen sind bei Kindern erheblich seltener die Ursache als bei Erwachsenen. Besonders wichtig ist die Abklärung des Ursprungsorts der Hämaturie. Wenn die Erythrocyten aus dem Nierenparenchym stammen, findet man im Harn immer Erythrocytencylinder und andere Cylinder. Wenn die Familienanamnese (Ausschluß hereditärer Glomerulonephropathien) und die klinische Untersuchung nicht zur Klärung führen, müssen röntgenologische Verfahren und die urologische Untersuchung veranlaßt werden. In der Regel sollte der Patient dann in ein Krankenhaus eingewiesen werden.

10.1. Benigne rezidivierende Hämaturie (M. Berger)

Kennzeichnend sind jahrelang aufeinanderfolgende Schübe von aus dem Nierenparenchym stammender Hämaturie ohne Beeinträchtigung der Nierenfunktion. Jungen werden häufiger befallen als Mädchen, Kinder und Jugendliche öfter als Erwachsene.

Die Krankheit manifestiert sich meist durch eine Makrohämaturie, seltener durch eine zufällig bei einer Routineuntersuchung erfaßte Mikrohämaturie oder Proteinurie. Die Schübe von Makrohämaturie stellen sich fast immer in den ersten Tagen eines Infektes der Luftwege ein. Die Proteinurie überschreitet nur selten 1 g/24 Std. ASL-Titer und Komplementspiegel im Serum sind ebenso wie Blutdruck, Nierenfunktion und Röntgenbefunde normal. Den Beweis für die Diagnose bringt die Nierenbiopsie.

Die Makrohämaturien dauern meist nur wenige Tage, rezidivieren aber über Jahre. Im Intervall der Makrohämaturie kommt völliges Verschwinden von Hämaturie und Proteinurie, aber auch Persistieren einer Mikrohämaturie oder Proteinurie vor. Die Nierenfunktion bleibt so gut wie immer auch nach jahrelangem schubweisem Verlauf normal.

11. Leitsymptom Proteinurie

Die Differentialdiagnose einer Proteinurie unterscheidet sich beim Kind nicht von der beim Erwachsenen; daher verweisen wir auf Seite 29.

11.1. Orthostatische Proteinurie

Kennzeichnend ist eine Proteinurie in aufrechter, vor allem überlordosierter Körperhaltung, welche im Liegen verschwindet. Die Häufigkeit ist bei Kindern erheblich größer als bei Erwachsenen.

Meist sind die Patienten schlank und stehen am Beginn der Pubertät. Die Proteinurie wird zufällig bei einer Routineuntersuchung entdeckt. Die Harneiweiße der orthostatischen Proteinurie werden schon durch Essigsäure allein ohne zusätzliches Kochen ausgefällt. Die Proteinurie verschwindet mit dem Ende des Wachstumsalters.

Pathologische cytologische Harnbefunde, pathologische Röntgenbefunde am Harntrakt und Einschränkungen der Nierenfunktion sind mit der Diagnose einer orthostatischen Proteinurie unvereinbar.

Kinder mit orthostatischer Proteinurie bedürfen regelmäßiger Überwachung. Der Übergang in eine konstante Proteinurie ist in jedem Einzelfall möglich und weist auf eine chronische Glomerulonephropathie hin.

12. Tubulopathien

Störungen in den außerordentlich komplexen Funktionen der Nierentubuli sind in der Regel nur durch aufwendige Untersuchungen nachweisbar, die der Hausarzt einer Klinik überlassen muß. Wir verweisen auf ausführlichere Spezialliteratur.

Vor allem bei folgenden Befunden ist an die Möglichkeit einer Tubulopathie zu denken:

Glukosurie bei normalem Blutzucker;
Minderwuchs;
Polyurie mit Polydipsie;
Rachitis trotz Vitamin-D-Prophylaxe.

13. Akutes Nierenversagen

Bei Kindern steht unter den Ursachen das hämolytisch-urämische Syndrom (s. S. 95) mit weitem Abstand vor der akuten Glomerulonephritis nach Streptokokkeninfektion (s. S. 87), einer Exsikkose oder einem Schock; alle anderen Ursachen kommen in der Kindheit nur außerordentlich selten vor. In der Symptomatik bestehen kaum Unterschiede gegenüber Erwachsenen; daher wird auf Seite 40 verwiesen.

Schon beim Verdacht auf akutes Nierenversagen ist unverzügliche Einweisung in ein Krankenhaus erforderlich (Notfall!).

14. Chronisches Nierenversagen

Altersspezifische Besonderheiten beim Kind ergeben sich daraus, daß Wachstum und Reifung noch nicht abgeschlossen sind. Darum entwickelt sich eine *renale Osteopathie* in einem früheren Stadium als bei Erwachsenen und erreicht oft bizarre Ausmaße (s. Abb. 12). Ihre Verhütung und gegebenenfalls erfolgreiche

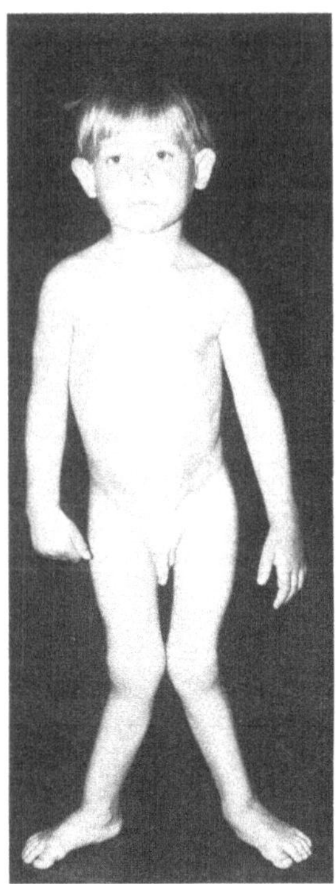

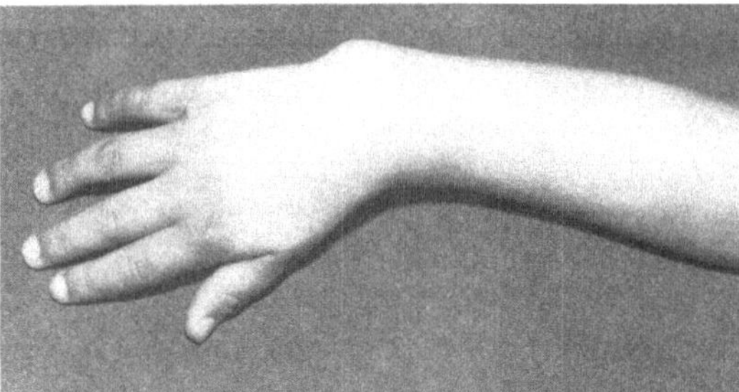

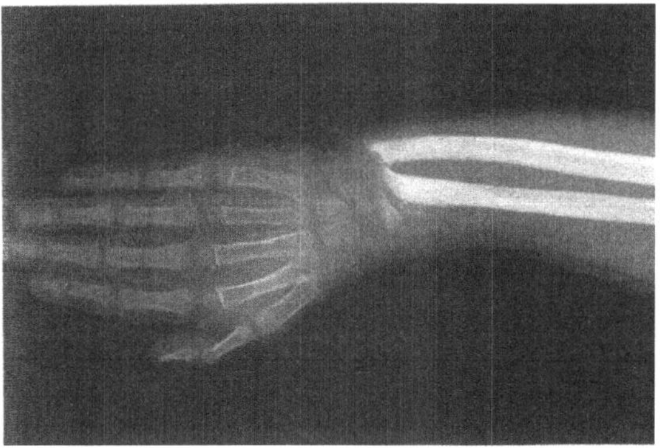

Abb. 12. Schwere renale Osteopathie bei 4 ½jährigem Patienten.
Links: sehr schwere Verbiegung fast aller langen Röhrenknochen, besonders auffällig schwere Genua valga; deutlich sichtbare Verdickung der Knorpelknochengrenzen an den Rippen („Rosenkranz").
Rechts: oben: rechter Unterarm mit Hand: starke Verbiegung infolge Abgleitens der distalen Radiusepiphyse: unten: Röntgenaufnahme von Unterarm und Hand rechts: starke Verminderung des Kalksalzgehaltes. Erhebliche becherförmige Verbreiterung der distalen Metaphysen. Knorpelknochengrenzen ausgefranst. Epiphysenlösung am Radius

Behandlung gelingt nur bei enger Zusammenarbeit von Hausarzt und Krankenhaus. Bei einer Einschränkung der Kreatinin-Clearance unter einen Grenzwert von etwa 40 ml/min/1,73m² KO geben wir täglich 2–3 g *Calciumcarbonat* per os. Bei Hyperphosphatämie müssen Milch und Milchprodukte eingeschränkt werden; wenn dies nicht zur Normalisierung des Phosphatspiegels führt, kann man beispielsweise durch Aluminiumhydroxyd Phosphor im Darm binden und unresorbierbar machen (z. B. Aludrox). Wenn trotz der oralen Calcium-Behandlung der Calciumspiegel im Serum erniedrigt ist, wenn die alkalische Serum-Phosphatase über den Normalbereich hinaus ansteigt und wenn röntgenologische Zeichen einer Osteopathie nachweisbar werden, verabreichen wir Vitamin D_3. Vor Beginn dieser Behandlung muß der Phosphorspiegel im Serum normalisiert sein; eine Kontraindikation gegen Vitamin D ist ein Anstieg des Produktes aus Calcium- und Phosphorkonzentration des Serums über 70. Die Vitamin-D_3-Dosis muß den individuellen Bedürfnissen vorsichtig angepaßt werden. Bei Kindern liegt die erforderliche Dosis in der Regel zwischen 5000 und 50000 E Vitamin D_3 pro Tag. Eine Hypercalcämie als Folge der Vitamin-D-Behandlung muß unbedingt vermieden werden.

Die diätetische Behandlung von Kindern muß der Tatsache Rechnung tragen, daß Wachstum und Reifung noch nicht abgeschlossen sind. Eine ungenügende *Calorienzufuhr* kann die aufgrund der Krankheit bestehende Wachstumsbeeinträchtigung noch verschlimmern. Wichtigster Grund eines Caloriendefizits ist neben der durch die Krankheit verursachten Appetitlosigkeit und Funktionsstörung des Magen-Darm-Trakts die Verordnung einer unschmackhaften und kalorisch unzureichend bemessenen Diät. Die in Tabelle 4 für die einzelnen Lebensalter empfohlenen Calorienmengen unterscheiden sich von den für Erwachsene gültigen Empfehlungen und werden häufig nur erreicht, wenn Hausarzt und Eltern in Zusammenarbeit pädagogisches Geschick aufwenden. Eine Calorienanreicherung ohne bedenkliche Erhöhung des Eiweißangebotes ist in Form von Kohlenhydraten (Glucose, Rohrzucker, Honig, Konfitüre) oder von Fetten (Öl, Butter, Sahne) möglich. Kinder brauchen für ihren Baustoffwechsel relativ mehr *Eiweiß* als Erwachsene. Wir beschränken die Eiweißzufuhr erst bei einer Erniedrigung der Kreatinin-Clearance unter 20 ml/min/1,73m² KO. Tabelle 4 enthält

Tabelle 4. *Tägliche Calorien- und Eiweißmenge für Kinder mit terminaler Niereninsuffizienz* (nach Sebrell, 1969)

Alter (Jahre)	Calorien pro kg KG	Gramm Eiweiß pro kg Körpergewicht (*) bei glomerulärer Filtrationsrate (ml/min/1,73 m²) 10–20	5–10	kleiner als 5
0–2/12	120	1,7	1,5	1,3
2/12–6/12	110	1,6	1,4	1,2
6/12–1	100	1,4	1,2	1,0
1–2	90	1,6	1,4	1,2
2–4	86	1,4	1,2	1,1
4–8	85	1,2	1,0	0,9
8–10	78	1,1	0,9	0,8
♂ 10–12	71	1,0	0,9	0,7
♀ 10–12	64	1,1	0,9	0,8
♂ 12–14	62	0,8	0,7	0,6
♀ 12–14	52	0,9	0,7	0,6

(*) davon mindestens 70% als tierisches Eiweiß.

detaillierte Richtlinien. Mindestens 70% des Nahrungseiweißes sollen tierischen Ursprungs sein.

Nicht wenige Kinder mit chronischem Nierenversagen sind „Salzverlierer". Bei ihnen ist eine Natriumanreicherung der Kost erforderlich (bis zu 5–6 mäq/kg/Tag).

Im übrigen verweisen wir bezüglich der Flüssigkeits- und Elektrolyttherapie auf das Erwachsenen-Kapitel (s. S. 47).

15. Wilms-Tumor

Definition und Häufigkeit

Es handelt sich um maligne embryonale Mischgeschwülste (Adeno-Sarkome) der Nieren. Wilms-Tumoren sind die häufigsten bei Kindern vorkommenden Neoplasien des Bauchraumes. Sie kommen jenseits der Kindheit nur noch als Rarität vor. Von 10000 Lebendgeborenen erkrankt durchschnittlich ein Kind an Wilms-Tumor. Etwa 80% der Fälle manifestieren sich vor dem 5. Lebensjahr. In jedem 10. Fall handelt es sich um beidseitige Tumoren.

Krankheitsbild

Meist werden die Patienten dem Arzt wegen einer derben Vorwölbung in der Lendengegend vorgestellt. Nur seltener wird anläßlich einer Routineuntersuchung schon bei normalem Inspektionsbefund durch tiefe Palpation ein derber, glatt begrenzter, atemverschieblicher, weit dorsal gelegener Tumor in der Nierengegend nachgewiesen. Bei jedem 4. Kind mit Wilms-Tumor führen Leibschmerzen zur Vorstellung beim Arzt, bei 15% eine Hämaturie (Spätsymptome!). Erst in weit fortgeschrittenen Stadien kommt es zu Gewichtsverlust, Anämie oder Kachexie.

Wenn bei einem Kind klinische Symptome den Verdacht auf einen Bauchtumor nahelegen, ist unverzüglich die Krankenhauseinweisung zu veranlassen. Die weitaus größte Bedeutung für die Abklärung haben röntgenologische Untersuchungsverfahren. Sie bringen den Beweis dafür, daß es sich um einen destruierenden Nierentumor handelt. Außerdem dienen sie der Größenbestimmung des Tumors und dem Nachweis von Metastasen; beides ist für den Behandlungsplan unerläßlich (s. Abb. 13).

Da forcierte Palpation zu einer Ausschwemmung von Tumorzellen führen kann, sind derartige Manipulationen schonend und nur so häufig wie unbedingt erforderlich durchzuführen.

Verlauf

Wilms-Tumoren wachsen sehr lange ausschließlich lokal infiltrierend. Erst in Spätstadien entwickeln sich hämatogene oder lymphogene Metastasen; diese

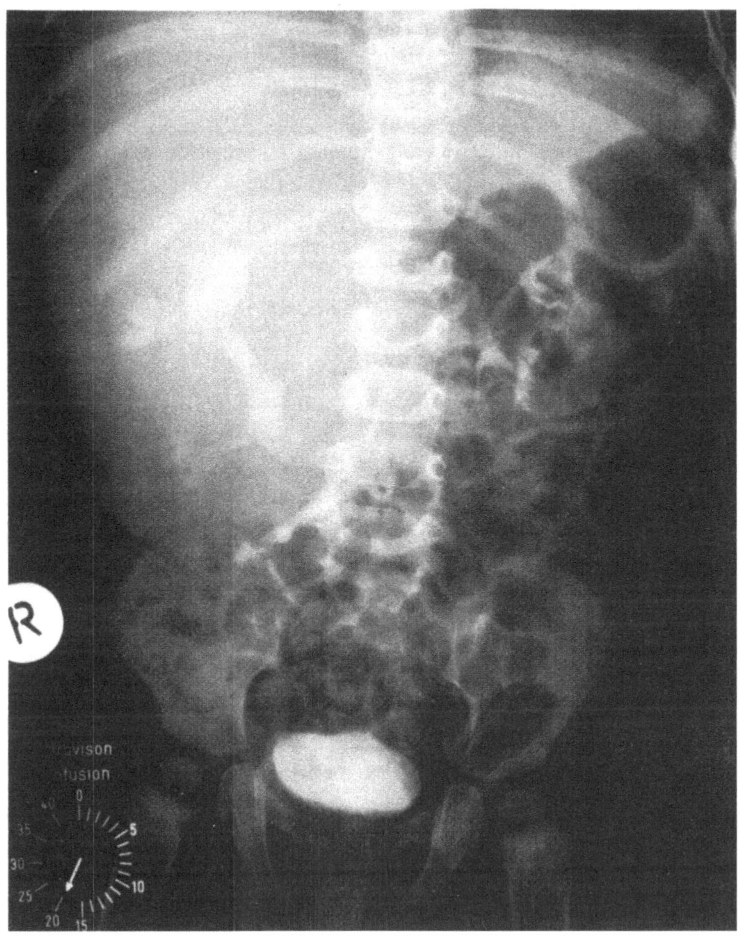

Abb. 13. Wilms-Tumor rechts bei 11 Monate altem Jungen. Ausscheidungsurogramm 20 min. nach Injektion. Die rechte Niere ist stark vergrößert (Nierenlänge 12,5 cm gegenüber 6,5 cm links). Starke Vergrößerung, Auseinanderdrängung und Verplumpung des Hohlsystems. Verlagerung des Ureters nach medial

befallen am häufigsten die Lungen, weniger häufig die Leber. Bei Neugeborenen sind bisher nie Metastasen beobachtet worden. Daraus ergibt sich die Wichtigkeit einer sorgfältigen Palpation der Nierenlogen bei jedem Neugeborenen.

Therapie

Die Behandlung vollzieht sich größtenteils in der Klinik. Voraussetzung für den Behandlungsplan ist eine exakte Stadieneinteilung. Operation, Strahlentherapie und Cytostatica (vor allem Actinomycin D und Vincristin) müssen dem Einzelfall angepaßt eingesetzt und häufig miteinander kombiniert werden. Besonders gute Erfolge werden in Zentren erzielt, in denen onkologisch erfahrene Kinderchirurgen bzw. -urologen und Pädiater zusammenarbeiten. Die Therapie erstreckt sich in der Regel über mehrere Jahre. Anschließend sind regelmäßige und gründliche Kontrolluntersuchungen mit langsam größer werdenden Intervallen notwendig, bei denen Hausarzt und Klinik eng zusammenarbeiten. Die Dreijahresüberlebensrate beträgt derzeit für Kinder mit dem Stadium I (auf die Niere begrenzter Tumor, der operativ restlos und ohne Ruptur entfernt wird) 80–90%, beim Stadium IV (hämatogene Fernmetastasen) dagegen nur noch etwa 30%. Die besten Ergebnisse zeigen Neugeborene.

Der Wilms-Tumor

Alter meist unter 5 Jahre.

▶ Tumor in abdomine:
  Zunahme des Bauchumfanges;
  glatt begrenzte, atemverschiebliche, dorsal gelegene Resistenz in der Flanke.

▶ Leibschmerzen.

▶ Unspezifische Tumorhinweise (Spätsymptome):
  Gewichtsstillstand/-abnahme; Anämie;
  Beschleunigung der Blutkörperchensenkungsgeschwindigkeit.

● Hämaturie (Spätsymptom).

Entscheidend sind Röntgenuntersuchungen
(Übersichtsaufnahmen von Abdomen und Thorax; Ausscheidungsurogramm; Angiographie).
Therapie in Zusammenarbeit mit onkologisch erfahrenem Zentrum (Kinderchirurg und Pädiater);

■ Operation;
■ Strahlenbehandlung;
■ Cytostatica (Actinomycin D und Vincristin).

16. Besonderheiten der medikamentösen Therapie bei Kindern

Verträglichkeit und Dosierung einer ganzen Reihe von Medikamenten unterscheiden sich bei Erwachsenen und Kindern erheblich. Wir beschränken uns hier auf die Besprechung derjenigen Medikamente, über deren Einsatz bei Erkrankungen von Nieren und Harnwegen am häufigsten zu entscheiden ist.

Antibiotica und Chemotherapeutica

Altersspezifische unerwünschte Wirkungen

Chloramphenicol hat über die altersunabhängige, nur verhältnismäßig selten auftretende Knochenmarkschädigung hinaus eine altersspezifische unerwünschte Wirkung bei *Neugeborenen*. Bei einer Dosis von mehr als

Dosierung von Antibiotica und Chemotherapeutica bei Kindern

Freinamen	*Handelsnamen*	*Dosierung*
Ampicillin	Amblosin; Binotal; Deripen; Penbristol; Penbrock	100 mg/kg/Tag in 4 Einzeldosen.
Amoxycillin	Clamoxyl	50 mg/kg/Tag in 4 Einzeldosen.
Pivampicillin	Berocillin; Maxifen	50 mg/kg/Tag in 4 Einzeldosen.
Cephalexin	Ceporex; Oracef	Bis zum 3. Monat: 3 × 30 mg/kg/Tag; Säuglinge nach dem 3. Monat: 3 × 30 – 3 × 60 mg/kg/Tag; jenseits der Säuglingszeit: 3 × 15 – 3 × 30 mg/kg/Tag.
Co-Trimoxazol	Bactrim; Eusaprim	Nach dem Gehalt an Trimethoprim: Zur Therapie: Säuglinge 3–4 mg/kg Trimethoprim/Tag in 2 Einzeldosen; ält. Kinder 5 mg/kg Trimethoprim/Tag in 2 Einzeldosen. Zur Prophylaxe: Säuglinge 1,5–2 mg/kg Trimethoprim/Tag in 1 Einzeldosis. ält. Kinder 2–3 mg/kg Trimethoprim/Tag in 1 Einzeldosis. relative Kontraindikation in den ersten drei Lebensmonaten.
Kurzzeitsulfonamide z. B. Sulfisomidin	Aristamid; Elkosin	Bis zum 6. Lebensjahr: 0,2 g/kg/Tag; von 6 Jahren an:
Sulfisoxazol	Gantrisin	0,1–0,15 g/kg/Tag. Säuglinge jenseits des 3. Lebensmonats 2 Einzeldosen, ältere Kinder 4 Einzeldosen. relative Kontraindikation in den ersten 3 Lebensmonaten.
Nitrofurantoin	Fura-Med; Furadantin; Furadantin retard; Ituran; Urolong; Uro-Tablinen	Zur Therapie: 5 mg/kg/Tag in 4 Einzeldosen. Zur Prophylaxe: 2–3 mg/kg/Tag in 2 Einzeldosen.

20 mg/kg/Tag kommt es infolge Unreife des Glucuronyltransferasesystems in der Leber und verminderter Ausscheidung über die Nieren zu einer Kumulation bis in toxische Konzentrationsbereiche. Die Folge ist ein Kreislaufkollaps (Gray-Syndrom), der bei Fortsetzung der Behandlung zum Tod führen kann, nach Absetzen jedoch vollständig reversibel ist. Unterhalb der kritischen Dosis von etwa 20 mg/kg täglich kommt es nicht zum Gray-Syndrom.

Sulfonamide sollten in den ersten 3 Lebensmonaten nicht eingesetzt werden. Durch eine Verdrängung von unkonjugiertem Bilirubin aus der Bindung an Transportproteine kann schon bei einem Serum-Bilirubinspiegel unterhalb der normalerweise kritischen Grenze von etwa 20 mg/100 ml ein Kernikterus bei Neugeborenen entstehen. Außerdem besteht in den ersten Lebensmonaten die Gefahr der Heinz-Körper-Bildung (Anämie, Ikterus, u. U. sogar Kernikterus).

Tetracycline haben eine besondere Affinität zu calcifizierendem Gewebe. Durch Einlagerung in Schmelz und Dentin in Entwicklung begriffener Zähne kann es zu einer irreversiblen und kosmetisch störenden Gelbverfärbung, vor allem aber zu verstärkter Cariesanfälligkeit kommen. Daher sollten Tetracycline in den ersten 5–6 Lebensjahren nur verabreicht werden, wenn die vorliegenden Erreger durch andere, weniger gefährliche Antibiotica nicht ausreichend beeinflußt werden können.

Diuretica

Furosemid (Lasix); kurz wirksam
1–3 mg/kg per os 4–6mal täglich.
Bei intravenöser Injektion ist die Wirksamkeit besonders stark.

Hydrochlorothiazid (Esidrix, Ivangan, Di-Chlotride); mittellang wirksam
1 mg/kg per os 1–2mal täglich.

Chlorthalidon (Hygroton); lang wirksam
1 mg/kg per os jeden 2. Tag.

Spironolacton (Aldactone): Aldosteronhemmer
Anfangsdosis 10 mg/kg per os;
langsame Steigerung auf 15–20 mg/kg.
Nach Eintritt einer Diurese vorsichtige Dosisreduktion.

Bei starken Ödemen infolge Hypalbuminämie empfehlen wir die intravenöse Tropfinfusion von 0,5–1 g salzarmen *Human-Albumins* in etwa 30 min; anschließend wird 1–2 mg Furosemid/kg intravenös injiziert.

Antihypertensiva

Die *Notfallbehandlung schwerer akuter Hypertonien* und hypertensiver Krisen gehört in ein Krankenhaus.

Bei der *Dauertherapie* von Hypertonien ist eine intensive Zusammenarbeit der Familie des Patienten, des Hausarztes und des Krankenhauses erforderlich. Die notwendigen häufigen Kontrolluntersuchungen des Blutdrucks sind bei ambulanter Therapie nur gewährleistet, wenn der Patient oder seine Eltern mit einem hierzu verordneten Apparat (z. B. Egotest) umzugehen gelernt haben und selber messen.

Bewährte Antihypertensiva für die Dauertherapie bei Kindern sind:

β-*Rezeptorenblocker:*

z. B. *Propranolol* (Dociton)
1–5 (notfalls bis 10) mg/kg/Tag in 4–6 Einzeldosen.

Clonidin (Catapresan): 4–6mal täglich 1–5 γ/kg.

Guanethidin (Ismelin): 0,2–2,5 mg/kg/Tag in einer Einzeldosis; Steigerung in kleinen Schritten und in Abständen von 3–4 Tagen.

Dihydralazin (Nepresol): 0,5–1 (ausnahmsweise bis 1,5) mg/kg/Tag in 4–6 Einzeldosen.

α-*Methyldopa* (z. B. Presinol): 10–60 mg/kg/Tag in 2–3 Einzeldosen.

Reserpin (Serpasil): 0,005–0,015 mg/kg/Tag in 2 Einzeldosen.

Literatur

Zusammenfassende Darstellungen der Kindernephrologie

Franz, H.-E., Schärer, K.: Praktische Nephrologie im Erwachsenen- und Kindesalter. Stuttgart: Enke 1975.

Grossmann, P.: Pädiatrische Nephrologie. Leipzig: VEB Thieme 1970.

Rossi, E. (Hrsg.): Pädiatrische Fortbildungskurse für die Praxis, Bd. 27 u. 28: Nephrologie im Kindesalter I und II. Basel: Karger 1970.

Royer, P., Habib, R., Mathieu, H., Broyer, M.: Nephrologie Pédiatrique. Paris: Flammarion 1973.

Untersuchungstechnik und Normalwerte

Brandis, M., Krohn, H.P.: Entwicklung der Nierenfunktion bei Kindern. Nieren- und Hochdruckkrankheiten 141 (1973).

Olbing, H.: Harnwegsinfektion und Harnbefund bei Kindern. Stuttgart: Thieme 1969.

Enuresis

Forsythe, W.I., Redmond, A.: Enuresis and spontaneous cure rate. Study of 1129 Enuretics. Arch. Dis. Childh. *49,* 259 (1974).

Stegat, H.: Die apparative Behandlung der Enuresis. Urologe B *13,* 139 (1973).

Nierendysplasie

Risdon, R.A.: Renal dysplasia. J. clin. Pathol. *24,* 57 (197

Stockamp, K., Wulff, H.D., Skoluda, D., Greinacher, I., Schäfer, A.: Die multizystische Nierendysplasie im Kindes- und Erwachsenenalter. Dtsch. med. Wschr. *99,* 734 (1974).

Hereditäre Cystennieren

Ebel, Kl.-D., Olbing, H.: Zur Röntgendiagnostik der polyzystischen Nierendegeneration im Kindesalter. Fortschr. Röntgenstr. *110,* 28 (1969).

Oligomeganephronie

Acker, K.J. van, Vincke, H., Quatacker, J., Senesael, L., Brande, J. van den: Congenital oligonephronic renal hypoplasia with hypertrophy of nephron. Arch. Dis. Childh. *46,* 321 (1971).

ASK-UPMARK-Niere

Renterskiöld, G., Wildbrand, H.: Ask-Upmark-Niere. Fortschr. Röntgenstr. *115,* 752 (1971).

Bakterielle Entzündungen

Lüders, D.: Einfache bakteriologische Harnuntersuchungen zur Diagnose der Harnwegsinfektion. Pädiat. Prax. *13*, 153 (1973/74).

Olbing, H.: Harnwegsentzündungen bei Kindern und Jugendlichen. Stuttgart: Thieme 1971.

Winberg, J., Bergström, T., Hanson, L.A.: Neue Gesichtspunkte zur Harnwegsinfektion mit E.coli. Mschr. Kinderheilk. *119,* 506 (1971).

Akute Glomerulonephritis nach Streptokokkeninfektion

Lewy, J.E., Salinas-Madrigal, L., Herdson, P.B., Pirani, C.L., Metcoff, J.: Clinico-pathologic correlations in acute post-streptococcal glomerulonephritis. Medicine *50,* 453 (1971).

Alport-Syndrom

Fuhrmann, W.: Das Syndrom der erblichen Nephropathie mit Innenohrschwerhörigkeit (Alport-Syndrom). Dtsch. med. Wschr. *88,* 525 (1963).

Nephronophthise

Breker, H., Hanrath, R., Severin, M., Finke, K., Renner, E.: Die familiäre juvenile Nephronophthise. Med. Welt *24,* 1518 (1973).

Purpura Schönlein-Henoch

Meadow, S.R., Glasgow, E.F., White, R.H.R., Moncrieff, M.W., Cameron, J.S., Ogg, C.S.: Schönlein Henoch Nephritis. Qutl. J. Med. *41,* 241 (1972).

Spiess, H.: Zur Purpura Schönlein-Henoch. Medizinische *1955,* 699.

Hämolytisch-urämisches Syndrom

Liebermann, E.: Hemolytic-uremic syndrome. J. Pediat. *80,* 1 (1972).

Nephrotisches Syndrom

Brodehl, J.: Differenzierte Behandlung des nephrotischen Syndroms im Kindesalter. Mschr. Kinderheilk. *122,* 748 (1974).

Olbing, H.: Risikogerechte Behandlung nephrotischer Syndrome bei Kindern. Dtsch. med. Wschr. *98,* 1079 (1973).

Benigne rezidivierende Hämaturie

Diekmann, L., Mönninghoff, W., Manitz, G., Themann, H.: Rezidivierende Hämaturie bei Kindern. Klinische und pathologisch-anatomische Befunde. Z. Kinderheilk. *115,* 309 (1973).

Orthostatische Proteinurie

Gerdes, U.: Über Proteinclearances bei orthostatischer Proteinurie. Klin. Wschr. *50,* 1043 (1972).

Akutes Nierenversagen

Dippell, J.: Akutes Nierenversagen. Pädiatrische Intensivbehandlung (V.O. Loewenich, H. Koch, Hrsg.), S. 104, Stuttgart: Thieme 1974.

Chronisches Nierenversagen

Habib, R., Broyer, M., Benmaiz, H.: Chronic renal failure in children. Causes, rate of deterioration and survival data. Nephron *11,* 209 (1973).

Leumann, E.P., Largiader, F.: Langzeitdialyse und Nierentransplantation bei Kindern. Schweiz. med. Wschr. *104,* 373 (1974).

Schüler, H.W.: Dialyse bei Kindern. In: Praxis der Dialysebehandlung (H.E. Franz, Hrsg.), S. 323. Stuttgart: Thieme 1973.

Wilms-Tumor

Arbeitsgemeinschaft „Tumoren im Kindesalter“: Maligne Tumoren im Kindesalter. Ergebnisse einer kooperaiven Therapiestudie mit Operation, Bestrahlung und Polychemotherapie. Dtsch. med. Wschr. *98,* 2267 (1973).

Bachmann, K.D., Goldschmidt, H.: Diagnose des Wilms-Tumors. Dtsch. med. Wschr. *99,* 358 (1974).

Goldschmidt, H.K., Bachmann, D.: Die Therapie des Wilms-Tumors im Kindesalter. Dtsch. med. Wschr. *99,* 360 (1974).

Besonderheiten der medikamentösen Therapie bei Kindern

Harnack, G. A., v.: Pädiatrische Dosistabellen. Stuttgart: Deutscher Apotheken-Verlag 1974.

Olbing, H.: Altersspezifische unerwünschte Wirkungen von Medikamenten bei Säuglingen. Dtsch. Ärzteblatt *64,* 2127 (1967).

Paul Mellin

Urologie

I. Allgemeines zur Erkennung urologischer Erkrankungen

Die Urologie befaßt sich mit den Erkrankungen der Harnorgane und des männlichen Genitale. Die Zusammenfassung dieser Bereiche zu einem Fachgebiet ergibt sich aus deren engen entwicklungsgeschichtlichen Beziehungen sowie aus anatomischen und funktionellen Gründen. Beide Systeme lassen sich nicht voneinander trennen: Beim Manne ist die Urethra sowohl Harn- als auch Genitalorgan; Mißbildungen betreffen häufig zugleich Teile beider Systeme, und erworbene Erkrankungen des einen ziehen häufig auch das andere in Mitleidenschaft.

Die Harnorgane liegen im Körper verborgen. Ihre Erkrankungen können lange unerkannt bleiben, wenn sie nicht zu Erscheinungen führen, die der Kranke merkt. Es sind dies

- ▶ Schmerzen unterschiedlicher Qualität und Intensität, z. B. Kolik, Brennen bei der Miktion;
- ▶ Veränderungen der Beschaffenheit oder Menge des Harns, z. B. blutige Verfärbung, auffällig geringe oder große Harnmenge;
- ▶ Störungen der Ausscheidungs- oder Entleerungsfunktion, z. B. Erschwerung der Miktion, Harnverhaltung, unwillkürlicher Harnabgang.

Von allen diesen Symptomen veranlassen die Schmerzen den Kranken am ehesten, einen Arzt aufzusuchen. Veränderungen des Harns, selbst das Auftreten von Blut im Urin oder eine langsam eintretende Verschlechterung des Wasserlassens – ein charakteristisches Symptom der Prostataadenomyomatose des alten Mannes – werden dagegen vom Kranken oft nicht ernst genommen oder gar nicht beachtet. Deshalb muß vom Arzt nicht nur bei diesbezüglichen Beschwerden, sondern auch schon anläßlich anderer Erkrankungen eine genaue *Anamnese* erhoben werden, die sich auf frühere und gegenwärtige Erkrankungen an den Harnorganen bezieht.

Nach den wichtigsten *Symptomen* urologischer Erkrankungen muß man ausdrücklich fragen. Besonders zu berücksichtigen sind:

- Schmerzangaben
- Miktionsfrequenz
- Nykturie
- Harnmenge
- Harndrang

- Kontinenz
- Harnfarbe
- Miktionsbeginn
- Miktionsdauer
- Nachträufeln
- Harnstrahl
- Harnverhaltungen
- sexuelle Störungen.

Die Genitalorgane des Mannes lassen sich wegen ihrer Zugänglichkeit verhältnismäßig leicht beurteilen. Erkrankungen des äußeren Genitale können vom Patienten selbst frühzeitig bemerkt werden. Offenbar hindern aber psychische Momente manche Kranke an der unmittelbaren Vorstellung beim Arzt. Es ist keine Seltenheit, daß Patienten mit verjauchenden, ulcerierenden Peniscarcinomen oder ausgedehnten Hodentumoren sich in einem solchen fortgeschrittenen Zustande erstmalig in Behandlung begeben.

Bei jeder ärztlichen Untersuchung in der Allgemeinpraxis sollten das äußere Genitale und die Prostata mituntersucht werden.

1. Untersuchungsmethoden

Inspektion

Hinweise auf Nierenerkrankungen, Nierenleistung und Wasserhaushalt geben Hautfarbe und -turgor, Aussehen der Zunge, Geruch und Atmung. Anämie ist häufige Folge renaler Insuffizienz, chronischer Entzündungen oder fortgeschrittenen Geschwulstleidens. Polyglobulie kommt bei Nierentumoren und Cystennieren vor. Die Nierengegend, das Abdomen und das äußere Genitale ziehe man mit in die Betrachtung ein. Manche Cystennieren, Nierengeschwülste, eine übervolle Blase oder Erkrankungen des äußeren Genitale sind auf einen Blick erkennbar.

Palpation des Abdomen, der Nierenlager und des Genitale führt manchmal zu unerwarteten Befunden. Die Betastung hat besondere Bedeutung für alle Geschwülste, insbesondere der Nieren, der Blase, der Prostata, des Penis und des Scrotalinhalts.

Cystische Nierenprozesse, Harnstauungsnieren und Nierentumoren sind aber nur im Falle größerer Ausdehnung zu palpieren. Die mobile ptotische Niere läßt sich von einer fixierten dystopen Niere meistens gut unterscheiden. Die normale Niere fühlt man in der Regel nicht. Bei der Beurteilung von Harnstauungsnieren und Pyelonephritis gibt die *Beklopfung* des Nierenlagers wertvolle Aufschlüsse. Schmerzhaftigkeit spricht für akute Stauung oder Entzündung. Reflektorische Abwehrspannung der Muskulatur kann man fühlen. Die Untersuchung der Wirbelsäule vergesse man nicht, um vertebragene Schmerzen differentialdiagnostisch auszuschließen.

Auskultation spielt in der Differentialdiagnose kolikartiger Schmerzen eine wichtige Rolle. Ureterkoliken führen zu reflektorischer Darmlähmung bis zum Bilde eines paralytischen Ileus. Lebhafte Peristaltik gehört dagegen nicht zur Ureterkolik und müßte eher an eine abdominelle Erkrankung, z. B. an einen mechanischen Ileus, denken lassen. Vasculäre Stenosegeräusche gibt es bei aneurysmatischen Veränderungen oder bei der Nierenarterienstenose.

Diaphanoskopie verwendet man zur Abgrenzung der Hydrocele testis gegen andere Erkrankungen des Scrotalinhalts. Beim Kind kann sie auch die Differentialdiagnose Hydronephrose oder Tumor erleichtern.

Blutdruckmessung gehört zu jeder Untersuchung der Harnorgane.

Laboruntersuchungen

Für Diagnose, Therapie und Verlaufsbeurteilung urologischer Erkrankungen ist eine Reihe von Laboratoriumsuntersuchungen notwendig, die in der Allgemeinpraxis durchgeführt werden können. Die wichtigsten sind:

Blutuntersuchungen

Harnstoff-Stickstoff und Kreatinin im Serum zur Beurteilung der globalen Nierenfunktion
Phosphatasen im Serum zur Beurteilung des Prostatacarcinoms (alkalische, saure, tartrathemmbare Phosphatase)
Serum-Elektrolyte
Harnsäure im Serum
Blutkörperchensenkungsgeschwindigkeit.

Harnuntersuchungen

- Harnfarbe (Eiter, Blut, endogene oder exogene Farbstoffe, Harnsalze)
- pH-Wert
- Spezifisches Gewicht
- Eiweiß
- Zucker
- Harnsediment.

Bakteriologische Untersuchungen sind in vereinfachter Form im Praxislaboratorium möglich (gefärbte Präparate, Eintauchnährböden). Bezüglich von Einzelheiten der Labordiagnosen wird auf die Angaben des nephrologischen Teils verwiesen.

Unter Berücksichtigung des Ergebnisses einer gezielten Anamnese kann der Allgemeinarzt mit den ihm zur Verfügung stehenden Mitteln in vielen Fällen bereits die Art der vorliegenden Erkrankung erkennen oder auch schon die richtige Diagnose stellen. Zu ihrer Sicherung und zur Klärung des Ausmaßes der Erkrankung bedarf es dann jedoch meistens weiterer fachurologischer Untersuchungen.

Spezielle urologische Untersuchungsmethoden des Facharztes und der Klinik

- Urethrocystoskopie
- Retrograde Uretero-Pyelographie
- Urethrographie
- Miktionscystourethrographie
- Urographie
- Angiographie
- Röntgendarstellung der Samenwege
- Nierenbiopsie
- Prostatabiopsie
- Hodenbiopsie.

II. Erkrankungen der Nieren und der ableitenden Harnwege

1. Anomalien und Mißbildungen der Nieren und der oberen Harnwege

Ein Drittel aller vorkommenden Fehlbildungen betrifft die Harnorgane. Angeborene Veränderungen sind also häufig. Die Skala reicht von den harmlosen Normvarianten bis zu den schwersten, mit dem Leben nicht zu vereinbarenden Entwicklungsstörungen. Erheblichere Mißbildungen haben allein schon durch ihre abnorme Anatomie oder durch die ihnen eigenen Störungen der Funktion Krankheitswert. Bereits die leichteren begünstigen Komplikationen wie Harnwegsinfektion, Harnstauung oder Steinbildung. Erste Symptome zeigen sich oft schon im Kindesalter. Die Kenntnis der Mißbildungen ist deshalb nützlich. Folgende sind von besonderem Interesse:

1.1. Angeborene Einnierigkeit

Es ist nur eine Niere vorhanden. Die andere kann völlig fehlen (Nierenagenesie) oder kann nur rudimentär bzw. dysplastisch angelegt sein (Nierenaplasie, Nierenblastemcysten, aplastische Cystenniere). Hinweise auf kongenitale Solitärniere geben ihre abnorme Größe und in manchen Fällen gleichzeitige Genitalanomalien (Uterus- und Scheidenaplasie, kontralaterale Aplasie des Ductus deferens). Kongenitale Defekte wie Cysten oder Ureterabgangsstenosen sind nicht ungewöhnlich. Erkrankungen machen sich bei Einzelnieren unmittelbarer bemerkbar, insbesondere Störungen der Harnpassage, die zu Oligo-Anurie führen. Deshalb muß das Ausbleiben der Harnausscheidung nach Ureterkoliken immer an die Möglichkeit einer anatomischen oder funktionellen Einnierigkeit denken lassen. Die Kenntnis, nur eine Niere zu besitzen, ist für ihren Träger von Bedeutung. Er sollte Tätigkeiten meiden, die diese Niere gefährden, und im Erkrankungsfalle auf seine Einnierigkeit hinweisen. Die gesunde Einzelniere mindert die Lebenserwartung praktisch nicht, Erkrankungen sind jedoch in der Regel gefährlich. Sie gehören deshalb in die Hand des Facharztes oder der Klinik. Auch die gesunde Einzelniere bedarf der regelmäßigen Kontrolle.

1.2. Nierenhypoplasie

Die angeborene Zwergniere ist funktionell unterwertig. Die kontralaterale Niere ist in der Regel kompensatorisch vergrößert und muß bei stärkeren Graden der Hypoplasie des Schwesterorgans als funktionelle Einzelniere gelten. Doppelseitige Hypoplasie kommt vor und führt zur Niereninsuffizienz.

Krankheitsbild

Die hypoplastische Niere braucht keinerlei Erscheinungen zu machen, neigt jedoch zu bakteriellen Infektionen unter dem Bild der Pyelonephritis. Bakteriurie, Leukocyturie und arterielle Hypertonie deuten darauf hin.

Diagnose

Sie ist nur röntgenologisch zu stellen. Schon die Übersichtsaufnahme, besser noch die Ausscheidungsurographie und Schichtuntersuchungen, zeigen ein abnorm kleines Organ mit prompter Kontrastmittelausscheidung. Die unkomplizierte Hypoplasie ist eine Niere en miniature. Differentialdiagnostisch ist an eine pyelonephritische Schrumpfniere zu denken. Sie ist auszuschließen, wenn die Oberfläche glatt ist und die Kelche zart sind. Auch vasculäre Prozesse verschiedener Art führen zur Schrumpfung. Sie verzögern die Kontrastmittelausscheidung. Zweifelsfälle sind angiographisch zu klären. Mischformen von Hypoplasie, Infektion und Gefäßschaden sind urographisch kaum auseinanderzuhalten.

Therapie

Die symptomlose Hypoplasie bedarf keiner Behandlung, jedoch einer Kontrolle hinsichtlich möglicher Komplikationen (Blutdruck, Harnbefund). Da der Patient als funktionell einnierig betrachtet werden kann, muß die Überwachung auch die kontralaterale Niere berücksichtigen. Prophylaxe bzw. energische Behandlung von Harnwegsinfekten sind von großer Bedeutung. Die chronische Pyelonephritis der hypoplastischen Niere ist eine Indikation zur Nephrektomie, insbesondere beim Bestehen einer arteriellen Hypertonie.

1.3. Cystennieren

Zahllose Cysten verschiedener Größe durchsetzen das Parenchym beider Nieren. Die Erwachsenenform dieses Leidens betrifft beide Nieren und ist erblich.

In manchen Familien finden sich mehrere Träger dieser Erkrankung. Sie tritt vom 4. Lebensdezennium an in Erscheinung und führt im Laufe eines sich über Jahrzehnte hinziehenden Krankheitsprozesses durch Niereninsuffizienz ins Dialysestadium.

Tabelle 1. *Krankheitsbild bei Cystennieren*

- ▶ Druckgefühl und Schmerzen in der Nierengegend (hervorgerufen durch Größenzunahme der cystisch veränderten Nieren oder Harnstauung durch Blutkoagula im Hohlraumsystem)
- ▶ Hypertonie
- ● Harnwegsinfektion (sekundäre Pyelonephritis)
- ● Hämaturie (Mikro- und Makrohämaturie)
- ▶ Nierenfunktionseinschränkung, chronisch fortschreitend, Urämie meist mit 30 bis 50 Jahren
- ▶ Familiär gehäuftes Auftreten

Diagnose

Die Palpation ergibt doppelseitig vergrößerte Nieren mit gebuckelter Oberfläche. Bereits in den Anfangsstadien ist die Fähigkeit zur Konzentration des Harns eingeschränkt. Im Laufe des Leidens steigen die harnpflichtigen Substanzen im Blutserum an. Ist dies der Fall, ist der Konzentrationsversuch zu unterlassen. Im Urin findet sich eine leichte Proteinurie, das Sediment ergibt Erythrocyten. Der Blutdruck ist erhöht. Die Ausscheidungsurographie zeigt charakteristische Abplattungen und Ausziehungen der Kelche und Kelchhälse und die durch die Cysten hervorgerufenen Vorbuckelungen der Oberfläche der oft erheblich vergrößerten Nieren. Differentialdiagnostisch sind Nierentumoren und solitäre Nierencysten auszuschließen.

Tabelle 2. *Therapie bei Cystennieren*

(Behandlung symptomatisch, chronisch fortschreitende Nierenfunktionseinschränkung nicht zu verhindern)

- ■ Senkung des erhöhten Blutdrucks
- ■ Ausreichende Flüssigkeitszufuhr bei Polyurie
- ■ Behandlung der begleitenden Harnwegsinfektion
- ■ Ausgleich von Elektrolytstörungen
- ■ Operative Therapie nur ausnahmsweise (s. Text)

Operative Freilegung kommt in Betracht, wenn Beschwerden durch Verdrängungserscheinungen oder Kapselschmerz vorliegen. Die Druckentlastung des Parenchyms durch Eröffnung oder Abtragung von Cysten kann sich auf die Nierenfunktion günstig auswirken. Bei Cystenvereiterung oder Blutungen in cystische Hohlräume ist die operative Behandlung absolut indiziert.

1.4. Solitäre Nierencysten

Solitärcysten sind häufig. Sie enthalten eine helle, klare Flüssigkeit, kommen in jeder Größe vor, erreichen allerdings selten mehr als die einer Kegelkugel. Je nach dem Sitz der Cyste kommt es zu mehr oder weniger ausgeprägter Verdrängung des Nierengewebes und zur Vorbuckelung der Nierenoberfläche, jedoch zu keiner nennenswerten Einschränkung der Nierenfunktion. Meistens sitzt die Cyste am unteren Nierenpol. Die Harnwege können abgedrängt werden, die Harnpassage ist aber selten behindert. Ihre Identifizierung als verhältnismäßig harmloser flüssigkeitsgefüllter Hohlraum ist mit diagnostischen Methoden nur unter einem gewissen Vorbehalt möglich. Dieser Umstand verleiht der Erkrankung diagnostische und differentialdiagnostische Bedeutung.

Krankheitsbild

Nur große Cysten machen Symptome, etwa ein Druck- oder Schweregefühl oder gastrointestinale Beschwerden. Schmerzen sind ungewöhnlich, sie sprechen dann für eine Blutung in eine Cyste. Solche Blutungen sind verdächtig auf einen malignen Prozeß innerhalb des Cystenhohlraums. Die Infektion einer Cyste ist selten, Harnwegsinfektion gehört nicht zum typischen Bild der Erkrankung. Mikrohämaturie kommt vor.

Diagnose

Nierencysten werden meistens zufällig entdeckt. Man fühlt bei der Palpation des Bauches oder des Nierenlagers eine rundliche, glatte, gut abgrenzbare Resistenz, wenn die Cyste am unteren Pol der Niere sitzt. Bei der Röntgenübersichtsaufnahme der Niere ergibt sich eine Vergrößerung und Vorbuckelung, im Urogramm eine Abdrängung des Hohlsystems. Cysten kommen in der nephrogra-

Tabelle 3. *Gegenüberstellung der wichtigsten Merkmale der Cystennieren und der Nierencysten*

Cystennieren	*Nierencysten*
erblich, selten	häufig, nicht erblich
immer beide Nieren betroffen	nur einzeln auftretend
immer verbunden mit progredientem Nierenversagen	Nierenfunktion normal
einzelne Cysten bis etwa Kirschgröße	Cystengröße bis zu Kegelkugel
operative Behandlung selten indiziert	operative Behandlung grundsätzlich indiziert, da Malignität präoperativ nicht sicher ausgeschlossen werden kann
Leitsymptom meist Hämaturie, Proteinurie oder Hypertonus	meist zufälliger Befund

phischen Phase eines Infusionsurogramms als scharf begrenzte rundliche Defekte besonders gut zur Darstellung. Mit den Mitteln der Praxis ist eine sichere Diagnose raumfordernder Nierenprozesse nicht zu stellen. Deshalb ist auch beim Verdacht auf das Vorliegen einer Nierencyste die Beurteilung durch den Facharzt und die klinische Diagnostik erforderlich, mit der ein Nierentumor ausgeschlossen werden muß. Da in manchen Cysten Geschwülste wachsen, deren Existenz präoperativ nicht festgestellt werden kann, ist die Freilegung der Niere grundsätzlich geboten. Bestätigt sich die benigne Cyste, genügt die Resektion ihres extrarenalen Teiles.

1.5. Anomalien der Lage und Form der Nieren

Abweichungen von der regelhaften Lage und Form der Nieren sind entwicklungsgeschichtlich begründet. Sie gehen mit abnormer Gefäßversorgung (multiple, akzessorische oder völlig irreguläre Gefäße) und mit Harnleiteranomalien (Doppelbildung, Verkürzung, Stenosierung, abnormer Verlauf) einher. Von 1000 Menschen hat etwa einer eine Lageanomalie, von 100 einer eine Doppelniere.

Typische Mißbildungen sind:

- Anomalien der Lage
  - Drehungsanomalie
  - Lumbale Dystopie
  - Pelvine Dystopie („Beckenniere")
  - Gekreuzte Dystopie
- Anomalien der Form (Verschmelzungsnieren)
  - Hufeisenniere
  - Pelvine „Kuchenniere"
  - Doppelnieren mit Ureter fissus oder Ureter duplex.

Krankheitsbild

Mißbildungen können ohne Symptome einhergehen und werden deshalb gelegentlich zufällig erkannt. Andererseits neigen sie jedoch zu komplizierenden Erkrankungen mit entsprechenden Symptomen. Die häufigsten sind:

Störungen der Harnpassage (Ektasie, Hydronephrose),
oft mit Schmerzen im Rücken und in der Flanke (Druckgefühl, Koliken, Dauerschmerz).

Harnwegsinfektion (Pyelonephritis)
mit den subjektiven und objektiven Zeichen bakteriell-entzündlicher Erkrankung.

Steinbildung
sowohl unter dem Bild der Kolik und der Harnstauung, als auch als chronische Steinerkrankung auftretend. Die Mikrohämaturie wird dann selten vermißt. Passagestörung, Harnwegsinfektion und Lithiasis treten oft kombiniert auf.
Störungen der renalen Blutversorgung.

Auch ohne diese Komplikationen führen Mißbildungen häufig zu Beschwerden. Unbestimmte Bauch- und Rückenschmerzen, oft jahrelang verkannt, finden nicht selten in einer Mißbildung der Harnorgane ihre Erklärung. Arterielle Hypertonie tritt häufiger auf als bei normalen Nieren.

Ständige Harninkontinenz bei erhaltener Miktion weist auf eine extrasphinktäre Uretermündung hin. Sie wird dann als Enuresis ureterica bezeichnet. Typisch ist die ektope Mündung des Harnleiters vom oberen Teil einer Doppelniere in die distale Harnröhre, in das Vestibulum oder in die Vagina.

Tabelle 4. An eine Mißbildung der Harnorgane ist zu denken bei

- ▶ unbestimmten und anders nicht zu erklärenden Bauch- und Rückenschmerzen,
- ▶ akuten, intermittierenden und chronischen Harnstauungen,
- ▶ chronischen Harnwegsinfektionen,
- ▶ Harnsteinbildung,
- ▶ arterieller Hypertonie.

Diagnose

Hufeisennieren und Nierendystopien sind der Palpation zugänglich. Differentialdiagnostisch ist an Geschwülste des Bauch- und Beckenraumes zu denken. Die dystope Niere unterscheidet sich von der Nephroptose durch ihre Unbeweglichkeit und die Kürze ihres Harnleiters. Bei Verdacht auf eine Mißbildung ist eine genaue Abklärung notwendig. Sie ist Sache des Facharztes.

Therapie

Bei einigen Mißbildungen sind operative Korrekturen möglich. Sie haben die Verbesserung des Harnabflusses oder die Entfernung irreparabel erkrankter Nierenteile zum Ziel. Prophylaxe und konservative Behandlung komplizierender Erkrankungen sind ein wichtiges Aufgabengebiet des praktischen Arztes und des urologischen Facharztes.

2. Anomalien der ableitenden Harnwege

2.1. Angeborene Ureterabgangsstenosen

Angeborene Engen am Abgang des Harnleiters vom Nierenbecken führen durch Harnrückstau in der Niere zu Hydronephrose und zu Parenchymschwund durch

Druckatrophie. Infektion beschleunigt den Untergang der Niere. Die Erkrankung ist nicht selten doppelseitig.

Krankheitsbild

Da chronische Harnstauung nicht zu Schmerzen führt, tritt die einseitige angeborene Hydronephrose klinisch kaum in Erscheinung. Leichter Flanken- oder Rückenschmerz wird zuweilen angegeben. Eine Hämaturie führt gelegentlich auf die Diagnose. Häufiger ist eine komplizierende Harnwegsinfektion, deren Abklärung die Mißbildung schon im Kindesalter erkennen läßt.

Diagnose

Nur sehr fortgeschrittene Hydronephrosen, sog. Sacknieren, kann man palpieren. Die Diagnose ist nur röntgenologisch zu stellen.

Therapie

Nach Möglichkeit organerhaltende Operation, bei der die Abgangsstenose beseitigt und das Nierenbecken verkleinert wird. Nephrektomie nur bei erheblicher Reduzierung des Nierenparenchyms mit und ohne Pyelonephritis.

2.2. Megalureter

Die angeborene Erweiterung und Verlängerung des Harnleiters ist Ausdruck eines Wachstumsreizes auf den fetalen Ureter durch funktionelle oder mechanische Abflußbehinderung.

In der leichtesten Form findet man eine partielle Erweiterung der distalen Ureterportion; schwerste Formen zeigen monströse Veränderungen an den Harnleitern und dem Nierenhohlsystem. Sie können ein- oder doppelseitig auftreten. Entsprechende Veränderungen gibt es auch an der Harnblase, manchmal kombiniert mit der Harnleitermißbildung: Megacystis-Megaluretersyndrom.

Krankheitsbild

Die Symptome sind in der Regel uncharakteristisch. Im allgemeinen läßt erst eine komplizierend hinzutretende Harnwegsinfektion an die Möglichkeit einer Harnwegsmißbildung denken. Solche Infekte treten bereits in der Kindheit auf und führen zu Gedeihstörungen, Appetitlosigkeit, Temperaturen. Doppelseitige Erkrankungen sind besonders schwerwiegend und gefährden den Kranken durch die Entwicklung einer Niereninsuffizienz.

Diagnose

Nachweis röntgenologisch durch Infusionsurographie durch den Facharzt.

Therapie

Operative Beseitigung der funktionellen oder mechanischen Abflußbehinderung und plastische Korrektur des Ureters. Begleitende chemotherapeutische oder antibiotische Behandlung der Harnwegsinfektion ist von großer Bedeutung. Sie darf auch postoperativ nicht vernachlässigt und kann in der Praxis im Sinne der Langzeitbehandlung durchgeführt werden (s. S. 82ff.).

2.3. Vesico-uretero-renaler Reflux

Es gibt angeborene und erworbene Formen der Insuffizienz der vesico-ureteralen Verbindung. Der Harnrückstrom aus der Blase in Harnleiter und Niere stört den ureteralen Harntransport, führt häufig zu rezidivierenden Harnwegsinfektionen und schädigt die Niere durch Pyelonephritis. Die Schrumpfniere ist eine oft erst im Erwachsenenalter erkannte Folge. Familiäre Häufung kommt vor.

Krankheitsbild

Typisch für den kongenitalen Reflux ist die rezidivierende Harnwegsinfektion im Kindesalter. Die Entscheidung, ob ein angeborener Reflux mit nachfolgender Infektion oder eine Harnwegsinfektion mit Refluxfolge vorliegt, ist oft schwer zu treffen. Massive Refluxe bei erheblichen Ostiumveränderungen haben nur geringe Aussicht auf Spontanheilung. In anderen Fällen führt eine konsequente antibiotische Behandlung beim sekundären Reflux häufiger zum Erfolg.

Diagnose

Nachweis des Refluxes durch Röntgenuntersuchung mittels Miktionscystourethrographie. Die Beurteilung der Form des Refluxes ist Aufgabe des Facharztes. Die Urethrocystoskopie kann wichtige Aufschlüsse über die einzuschlagende Therapie vermitteln.

Therapie

In der Regel zunächst konservativ
(Langzeittherapie mit Chemotherapeutica und Antibiotica).
Operation ist indiziert nach einjähriger erfolgloser medikamentöser Behandlung,
bei erheblichen Veränderungen der Ureterostien,
bei paraureteralen Divertikeln und
bei Reflux in einen Ureter duplex.
Ureterale und nur flüchtige Refluxe werden nicht operiert.
Konsequente Nachbehandlung ist entscheidend für die Ausheilung der Pyelonephritis und kann vom Hausarzt durchgeführt werden.

2.4. Blasenekstrophie

Spaltbildungen der Harnblase sind unverkennbar. Die Blase liegt offen in der vorderen Bauchwand, auch der Schließmuskel und die Harnröhre sind gespalten. Das ständige Einnässen infolge des Fehlens eines Harnreservoirs erfordert bereits in der frühen Kindheit Eingriffe zur Behebung dieses quälenden Zustandes. Durch Bildung einer Ersatzblase oder die Harnderivation in eine ausgeschaltete Darmschlinge oder das Sigma läßt sich eine Kontinenz erreichen. Das äußere Genitale wird rekonstruiert. Wegen gleichzeitig stets vorliegender Spaltbildung des Beckens sind orthopädische Maßnahmen erforderlich.

2.5. Vesicale und subvesicale Entleerungsstörungen

Mißbildungen spielen als Ursache von Miktionsstörungen im Kindesalter eine entscheidende ursächliche Rolle. Die nervalen Störungen der Blase bei Myelodysplasien sind weniger ein diagnostisches als ein therapeutisches Problem. Sieht man von diesen Zuständen ab, so ist bei der Miktionserschwerung von Kindern mit der Möglichkeit folgender angeborener Erkrankungen zu rechnen, die vom Urologen ausgeschlossen werden müssen:

Blasendivertikel
Blasenhalsobstruktion
Klappen und Ringe der Harnröhre
Meatusstenosen
Hochgradige Phimose.

Alle diese Störungen begünstigen Harnwegsinfektionen, können zu Folgeerscheinungen an den oberen Harnwegen und Nieren führen und äußern sich oft in einer Enuresis.

3. Geschwülste der Harnorgane

Neubildungen der Nieren und ableitenden Harnwege nehmen ihren Ausgang von verschiedenen Geweben. Dementsprechend gibt es sehr unterschiedliche Gewächse. Unter ihnen kommen gutartige und bösartige vor. Die malignen Geschwülste haben große klinische Bedeutung.

3.1. Bösartige Tumoren bei Kindern

3.1.1. Nephroblastom des Kindes (Wilms-Tumor, Adeno-Sarkom, embryonaler Mischtumor)

Auf das Krankheitsbild, die Diagnose und Therapie dieser äußerst bösartigen Geschwulst wird im kindernephrologischen Teil eingegangen.

3.1.2. Das Rhabdomyosarkom der Blase (Sarcoma botryoides)

ist der typische maligne Blasentumor des Kindesalters. Die Geschwulst füllt die Blase traubenförmig aus und führt zu Harnentleerungsstörungen (Pollakisurie, Harnverhaltung). Nur die frühzeitige Cystektomie vermag die glücklicherweise äußerst seltene bösartige Erkrankung zu heilen.

3.2. Tumoren bei Erwachsenen

3.2.1. Nierengeschwülste

3.2.1.1. Gutartige Tumoren

Adenome, Lipome, Fibrome, Myome etc. spielen klinisch keine große Rolle. Sie werden in der Regel erst bei der Autopsie gefunden. Nur größere Tumoren verursachen Verdrängungserscheinungen und sind differentialdiagnostisch zu bedenken.

3.2.1.2. Bösartige Tumoren

Die bösartigen Geschwülste, dritthäufigste Gruppe der Urogenitaltumoren, treten im späteren Erwachsenenalter auf. Bei weitem die häufigste ist das

Adenocarcinom (hypernephroides Carcinom, Grawitz-Tumor). Männer erkranken zweimal so häufig wie Frauen. Mit dem Einbruch in das Nierenhohlsystem kommt es zu Hämaturie. Einwachsen in Gefäße führt zur hämatogenen Metastasierung, vor allem in die Lungen und in das Knochensystem. Metastasierung in das Lymphsystem findet ebenfalls statt. Zuweilen deutet erst eine Metastase (z. B. Rundherd in der Lunge oder Knochenherd, ggfs. mit Spontanfraktur) auf den Primärtumor hin.

Krankheitsbild

Leitsymptom ist die Hämaturie. 70% aller Kranken haben gelegentliches, kurzfristiges, schmerzloses Blutharnen. Dumpfe Mißempfindungen oder Schmerzen in der Flanke können einen ersten Hinweis geben. Erhöhte Körpertemperatur ist charakteristisch und oft einziges Symptom. Bis zu 6% der Kranken mit Grawitz-Tumor haben eine Polycythämie infolge gesteigerter Erythropoetinbil-

Tabelle 5. Häufigste Zeichen des Adenocarcinoms (Hypernephrom) der Niere

- ▶ Schmerzlose Hämaturie
- ▶ Dumpfer Schmerz im Nierenlager
- ▶ Vergrößerung der Niere
- ▶ Temperaturerhöhung
- ▶ Hohe Blutsenkungsgeschwindigkeit
- ▶ Unbestimmte gastrointestinale Erscheinungen
- ▶ Polycythämie
- ▶ Gewichtsabnahme
- ▶ Anämie

dung. Manche Patienten klagen frühzeitig über unbestimmte gastrointestinale Erscheinungen. Einige haben eine Leberinsuffizienz, die sich nach Entfernung des Tumors zurückbilden kann.

Hämaturie

Der Hämaturie kommt als Leitsymptom aller bösartigen Geschwülste der Harnorgane eine besondere diagnostische Bedeutung zu. Tumoren können zu nur mikroskopisch erkennbaren Blutungen (Mikrohämaturie) und zu Makrohämaturie führen. Intermittierende Blutungen sind typisch.

Mit der *3-Gläser-Probe* sind Aussagen über den Sitz der Blutung möglich:

Renale und vesicale Blutungen führen zur totalen Hämaturie. Blutungen aus der prostatischen Urethra bedeuten initiale Hämaturie, Blutungen aus dem Blasenhals terminale Hämaturie.

Blut aus der Harnröhre distal vom Sphincter externus vesicae tropft unkontrolliert aus der Urethra ab.

Stärkere Blutungen aus einer Niere verstopfen den Harnleiter und ziehen Stauungsschmerz nach sich. Manchmal entleeren sich fadenförmige Blutkoagel von Regenwurmform. Vesicale Blutungen stärkeren Grades führen dagegen zu Blutklumpen, die die Harnröhre verlegen und dann das Bild der blutigen Blasentamponade machen.

Renale und vesicale Blutungen unterscheiden sich bei der Blasenspülung dadurch, daß die Blase bei ersterer schnell klargespült werden kann, bei letzterer hierzu längere Zeit benötigt wird, wenn die Blutung noch andauert. Mit den genannten Mitteln kann auch schon in der Praxis eine grobe Orientierung über den Sitz einer Blutung gewonnen werden. Mehr als eine Vermutungsdiagnose ergibt sich hieraus allerdings nicht.

Tabelle 6.

Jede *Hämaturie* kann Symptom eines *Nierentumors*, z. B. eines Hypernephroms sein.
Bei Frühdiagnose und sofortiger operativer Behandlung können Patienten mit Hypernephrom geheilt werden.
Jeder Patient mit Makrohämaturie gehört daher sofort in die Hand des Urologen.

Die Ursache der Blutung muß durch Urethro-Cystoskopie und Röntgenuntersuchungen geklärt werden. Der Blasenspiegelung während der sichtbaren Blutung kommt hierbei besondere Bedeutung zu, weil eine Blutungsquelle in der Blase eindeutig festgelegt werden kann und bei Nierenblutungen wenigstens eine Seitenlokalisation möglich ist.

Diagnose des hypernephroiden Karzinoms

Bei Verdacht auf Nierenkrebs sind Röntgenuntersuchungen der Niere notwendig. Das *Infusionsurogramm* läßt die Geschwulst als raumfordernden Prozeß erkennen, der das Nierenbeckenkelchsystem verdrängt und die Nierenoberfläche vorbuckelt. Bei unzureichender Kontrastmittelausscheidung können solche Veränderungen durch die *retrograde Pyelographie* dargestellt werden. Differentialdiagnostisch sind Nierencysten und gutartige raumfordernde Prozesse der Niere auszuschließen. Hierzu werden die *Szintigraphie, Ultraschalldiagnostik* und *Renovasographie* herangezogen. Die sicherste Aussage über die Art des raumfordernden Prozesses ergibt sich aus dem durch selektive Nierenangiographie gewonnenen Gefäßbild, das bei hypernephroiden Carcinomen typisch ist.

Therapie

Nephrektomie, im allgemeinen mit nachfolgender Strahlentherapie.

Urothelgeschwülste der Niere und des Harnleiters

Etwa ein Zehntel aller Gewächse in der Niere sind papilläre Tumoren des Nierenbeckens und der Nierenkelche. Diese teils gutartigen Papillome und teils bösartigen papillären Carcinome entsprechen gleichartigen Gewächsen des Blasenepithels. Die benigne Form geht in malignes Wachstum über. Ursächlich für die Geschwulstbildung spielen Carcinogene wie z. B. β-Naphthylamin, die mit dem Harn ausgeschieden werden, wahrscheinlich eine Rolle. Plattenepithelcarcinome kommen bei chronischer Steinerkrankung in Verbindung mit chronischer Entzündung vor, sind aber noch seltener als die papillären Tumoren.

Papillome und papilläre Carcinome des Nierenbeckens

Krankheitsbild

Frühzeitige schmerzlose Hämaturien sind charakteristisch. Die Blutungen können sehr stark sein und sind dann von Koliken oder Dauerschmerzen begleitet, wenn Blutkoagel die Harnwege verstopfen. Die Hämaturie ist also auch bei diesen Geschwülsten Leitsymptom und sollte Anlaß zu unmittelbarer diagnostischer Klärung durch den Facharzt sein.

Diagnose

Das Infusionsurogramm läßt einen dem Tumor entsprechenden Füllungsdefekt des Nierenbeckens oder eines Kelches erkennen, der durch die retrograde Pyelographie bestätigt werden kann. Aussagen über die Dignität der Geschwulst sind röntgenologisch nur unter Vorbehalt möglich. Differentialdiagnostisch sind nicht schattengebende Steine und Blutkoagula auszuschließen. Sie verursachen ähnliche, jedoch im allgemeinen glatter begrenzte Füllungsdefekte.

Therapie

Neigung zu Rezidiv, zu descendierendem canaliculären Wachstum und zum Übergang in Malignität machen in der Regel auch schon beim Papillom die Entfernung der tumortragenden Niere mit dem gesamten Ureter erforderlich (Nephroureterektomie). Bei Carcinomen sind die regionalen Lymphknoten der Niere mit zu entfernen, da die Geschwulst sich lymphogen ausbreitet. Die schlechte Prognose dieses malignen Tumors rechtfertigt den Versuch der hochdosierten Strahlentherapie trotz geringer Strahlensensibilität.

Papillome und papilläre Carcinome des Harnleiters

Nicht nur als canaliculäre Absiedlungen der Nierenbeckentumoren, sondern auch als primäre Geschwülste kommen sie vor. Hämaturie, tumor- oder blutungsbedingte Harnstauung und Kontrastmittelaussparung im Röntgenbild sind die charakteristischen Zeichen. Nur bei gestielten Geschwülsten kann organerhaltend operiert werden; anderenfalls ist die Ureteronephrektomie vorzuziehen, die beim malignen Tumor in jedem Fall zu empfehlen ist.

3.2.2. Blasengeschwülste

3.2.2.1. Die gutartigen Papillome

sind Zottengewächse der Schleimhaut, die, mehr oder weniger gestielt, in das Lumen der Harnblase ragen. Bei multiplen Papillomen spricht man von einer Papillomatose, bei der u. U. die Blase von zahllosen derartigen Geschwülsten befallen sein kann. Papillome neigen zu Rezidiv und zu maligner Degeneration.

3.2.2.2. Das papilläre Carcinom

infiltriert die Blasenwand und metastasiert vorwiegend lymphogen entlang den Gefäßen des Beckens und des Retroperitonealraums. Fortgeschrittene Carcinome zerfallen und ulcerieren. Zum Geschwulstleiden tritt die Infektion, die zu schmerzhafter Cystitis, Blasentenesmen und ascendierender Pyelonephritis führt. Das Blasencarcinom ist eine Geschwulst der mittleren und höheren Altersklassen und befällt bevorzugt das männliche Geschlecht. Der Häufigkeit nach nimmt das Blasencarcinom nach dem Prostatakrebs die zweite Stelle der bösartigen Geschwülste des Urogenitale ein.

Krankheitsbild

Leitsymptom des Blasentumors ist die Hämaturie. Dies gilt auch schon für die gutartige Geschwulst. Die intermittierende, schmerzlose große Blutung ist charakteristisch. Sie geht höchstens mit einem Ziehen in der Blasengegend oder in der Urethra einher. Typisch ist die totale Hämaturie. Die Blutung kann erheblich sein, zu Blutklumpen führen, sogar die Blase verstopfen. Die blutige Blasentamponade erfordert umgehende fachärztliche Hilfe. An Tumoren am Blasenhals wird man bei schmerzlosen terminalen Hämaturien denken, während die schmerzhafte terminale Blutung für Blasenstein oder Blasentuberkulose charakteristisch ist.

Diagnose

Mehr als eine Verdachtsdiagnose läßt sich in der Allgemeinpraxis nicht stellen. Es kommt jedoch darauf an, den Verdacht, der sich bei jeder derartigen Hämaturie erhebt, durch fachärztliche urologische Untersuchung bestätigen oder ausräumen zu lassen. Wichtigste Untersuchungsmethode ist hierbei die Cystoskopie.

Therapie

Die Behandlung ist Sache des Facharztes oder der Klinik. Die radikale Entfernung der Geschwulst, bei bösartigen Formen ggfs. unter Opferung der gesamten Harnblase und Ableitung des Harns in das Sigma oder in eine ausgeschaltete Darmschlinge, ist erforderlich.

4. Entzündungen der Nieren und ableitenden Harnwege

Die sehr häufige bakterielle Entzündung der Nieren und des Nierenbeckenkelchsystems wird im Abschnitt „Internistische Nephrologie" abgehandelt. An dieser Stelle sollen noch weitere durch bakterielle Infektion der Nieren und der ableitenden Harnwege hervorgerufene Krankheitsbilder behandelt werden, welche in der Regel die Konsultation des Urologen erforderlich machen.

4.1. Pyonephrose

Infektionen von Harnstauungsnieren mit Eitererregern können auch zu anderen Bildern führen. So kann sich z. B. der gestaute Nierenhohlraum mit purulentem Harn oder fast reinem Eiter füllen. Diese sogenannte Eitersackniere entsteht aus einer akuten Pyelonephritis oder durch Infektion einer Wassersackniere.

Krankheitsbild

Die Symptome der akuten Infektion ähneln denen der akuten Pyelonephritis. Es gibt aber auch subakute bis chronische Verläufe, deren Erkennung Schwierigkeiten machen kann, wenn nur diskrete Symptome auf die Vereiterung der Niere hinweisen. Dies ist vor allem dann der Fall, wenn wenig virulente Erreger vorliegen und eine bereits weitgehend geschädigte, mehr oder weniger funktionslose Niere betroffen ist. Das Krankheitsbild ähnelt dann mehr dem einer chronischen Pyelonephritis.

Diagnose

Pyurie und Bakteriurie weisen auf die massive Infektion hin, können freilich bei Harnleiterverschluß fehlen. Schmerzhaftigkeit des Nierenlagers, Temperaturerhöhung und Beeinträchtigung des Allgemeinbefindens pflegen um so intensiver zu sein, je akuter der Prozeß und je geringer die Vorschädigung der Niere ist. Die Infektion chronisch gestauter Nieren braucht dagegen kaum in Erscheinung zu treten und wird leicht übersehen. Uncharakteristische Rückenschmerzen, subfebrile Temperaturen, Erhöhung der Blutsenkungsgeschwindigkeit, finden nicht selten in einer infizierten Harnstauungsniere ihre Erklärung. Röntgenologisch findet man eine Erweiterung der Nierenhohlräume, eine Reduktion des Parenchyms und eine eingeschränkte, verzögerte bis aufgehobene Kontrastmittelausscheidung. Cystoskopie und retrograde Pyelographie sind dann meistens erforderlich, um die Diagnose sicher zu stellen.

Therapie

Operative Behandlung ist notwendig. Die Nephrektomie ist im allgemeinen nicht zu umgehen.

4.2. Nierenkarbunkel

Als solche werden lokalisierte eitrige Prozesse mit Tendenz zur Gewebsnekrose oder zur Einschmelzung bezeichnet. Das schwere Krankheitsbild geht mit hoher Temperatur, Schüttelfrösten und Schmerzen im betreffenden Nierenlager einher. Leukocyten sind im Harn meistens nachweisbar. Das Röntgenbild zeigt den Krankheitsherd als raumfordernden Prozeß. Die Kontrastmittelausscheidung der Niere ist infolge der entzündlichen Beeinträchtigung des Gesamtorgans deutlich herabgesetzt. Klinische Behandlung mit operativer Ausräumung des Eiterherdes ist notwendig.

4.3. Paranephritischer Absceß

Eitrige Entzündungen im Nierenlager können von Abscessen der Niere fortgeleitet (Perinephritis) oder hämatogen entstanden sein (Paranephritis). Furunkulose, Tonsillitis oder Panaritium sind die Streuherde. Der Entzündungsprozeß kann sich im Retroperitonealraum ausbreiten, zum subphrenischen oder zum Senkungsabsceß werden.

Krankheitsbild

Beginn meistens mit Schüttelfrost und hohen Temperaturen ohne Schmerzlokalisation am Krankheitsherd. Übergang in ein Stadium einer mehr oder weniger schleichenden Infektion, die sich zuweilen wochenlang hinzieht. Rückenschmerzen und Klopfempfindlichkeit der Lenden- und Nierengegend sind anfangs nur wenig ausgeprägt. Schonhaltung des Beins in Beugestellung tritt bei Absenkung der Abscedierung entlang dem Psoasmuskel ein und führt manchmal erst auf die richtige diagnostische Fährte.

Für die *Diagnose* beweisend sind

die Aufhebung des Psoasrandschattens im Röntgenbild,

das Veratmungspyelogramm; die durch die entzündliche Infiltration ihrer Umgebung fixierte Niere läßt die Atemexkursion des gesunden Organs vermissen.

Therapie

Entleerung und Drainage des Abscesses.

4.4. Blasenentzündung

Bakterielle Entzündungen der Harnblase sind häufig. Die typischen Erreger von Harnwegsinfektionen, insbesondere Escherichia coli und Enterokokken, herrschen vor. Als auslösende Ursache werden Erkältungen und Durchnässungen angegeben. Die Keime gelangen durch die Urethra, hämatogen, lymphogen oder bei Bestehen einer Pyelonephritis auch descendierend in die Blase. Die einfache Blasenentzündung befällt nur die Schleimhaut und hat gute Heilungstendenz.

4.4.1. Die akute Cystitis

beginnt unvermittelt mit heftigen Erscheinungen. Fieber spricht für Beteiligung der Nieren, der Prostata oder Samenblasen. Übergang in chronische Cystitis kommt vor.

Krankheitsbild

Akuter Beginn mit gehäuftem imperativen Harndrang. Die Miktion ist schmerzhaft, geschieht in kleinen Portionen, u. U. mehrfach stündlich, auch des Nachts. Der Schmerz projiziert sich in die Harnröhre. Der Harn ist getrübt, bei hämorrhagischer Cystitis blutig verfärbt. Die quälenden Tenesmen pflegen sich innerhalb einiger Tage auch unbehandelt allmählich zu bessern. Sie reagieren gut auf Wärmeanwendung und allgemeine Ruhigstellung.

Diagnose

Das typische Beschwerdebild und der Harnbefund, der sich durch eine leichte Eiweißvermehrung sowie zahlreiche Leukocyten, Erythrocyten und Bakterien im Harnsediment auszeichnet, lassen keinen Zweifel an der Diagnose. Der akuten Cystitis kann ein Blasenfremdkörper oder ein Blasenstein zu Grunde liegen. Entzündliche Prozesse des inneren Genitale (Adnexitis, Prostatitis) sowie eine Blasenentleerungsstörung (z. B. Prostataadenom, neurogene Blase) sind auszuschließen. Bei einer hämorrhagischen Cystitis kommt differentialdiagnostisch auch ein Blasentumor in Betracht. Keimbestimmung und Resistenzprüfung vor Beginn der Behandlung sind wertvoll, um ggfs. die Möglichkeit einer gezielten antibiotischen Therapie zu haben. Endoskopische Untersuchungen sind im akuten Stadium einer Cystitis zu unterlassen.

Therapie
Der Patient mit akuter Cystitis gehört ins Bett. Wärme in Form von Heizkissen oder Sitzbädern bessern die Tenesmen, desgleichen Spasmolytica in Verbindung mit Analgetica (z. B. Buscopan compositum, Baralgin, Avafortan oder dgl.), mehrfach täglich als Dragée oder Zäpfchen verabreicht. Reichliche Flüssigkeitszufuhr, am besten in Form eines Blasentees. Medikamentös empfehlen sich Sulfonamide und farbstoffhaltige Harndesinfizienzien oder Nitrofurantoin-Präparate. Nur bei schweren Blasenentzündungen ist eine Behandlung mit Antibiotica angezeigt.

4.4.2. Chronische Blasenentzündung

entsteht aus einer akuten Cystitis oder beginnt von vornherein schleichend. Harndrang und Brennen bei der gehäuft erfolgenden Miktion sind lästig, haben aber längst nicht den quälenden Charakter wie beim akuten Entzündungsprozeß. Sie können bis zu einem gewissen Grade unterdrückt werden. Die Nachtruhe ist nur wenig gestört. Vielfach sind die Beschwerden nur gering oder fehlen überhaupt, so daß die Entzündung vom Patienten nicht bemerkt wird. Manchmal führt ein pathologischer Harnbefund zur zufälligen Erkennung. Blasenentzündungen, die länger als 3 Wochen dauern, werden als chronisch bezeichnet.

Diagnose
Leukocyturie (alle Grade vom diskreten Befund einiger weißer Blutzellen im Sediment bis zur massiven Pyurie sind möglich),
Eiweißvermehrung, die der Zahl der Leukocyten etwa parallel geht, und
Mikrohämaturie (ist häufig vorhanden)
machen eine chronische Cystitis bei entsprechendem Beschwerdebild wahrscheinlich. Bakterien sind nachweisbar, zumeist aus der Reihe der gramnegati-

Tabelle 7. Bei jeder Cystitis, die unter Therapie nicht innerhalb von 3 Wochen ausheilt, soll der urologische Facharzt hinzugezogen werden. Es sind zu prüfen

1. Die Art und Ausdehnung des Prozesses in der Harnblase durch Cystoskopie (Ausschluß von spezifischen Infektionen, Steinen, Divertikeln, Tumoren).
2. Die Erreger und deren Resistenz durch mikrobiologische Untersuchung (u.a. auch Ausschluß einer Trichomonadeninfektion).
3. Der Zustand der oberen Harnwege durch Urographie (Ausschluß einer Pyelonephritis, von Harnsteinen, Mißbildungen etc.).
4. Die Entleerungsbedingungen der Harnblase (Ausschluß von neurogenen oder mechanischen Entleerungsstörungen, z. B. einer Adenomyomatose der Prostata).

ven Harnwegskeime, nicht selten sind mehrere Keimarten beteiligt. Das Fehlen der typischen Erreger von Harnwegsinfektionenen ist verdächtig auf eine Tuberkulose.

Die Gefahr des chronischen Blaseninfekts liegt in der Möglichkeit der Keimascension und der Entstehung einer Pyelonephritis.

Zur Klärung der Ursache sind weitere Untersuchungen von Organen, die als Eintrittspforte von Erregern in Betracht kommen, notwendig. Hier sind vor allem als Nachbarorgane das weibliche Genitale (Endometritis, Adnexitis, Fluor) oder der Dickdarm (Diverticulitis) zu berücksichtigen. An Streuherde (Tonsillen, Zähne) ist zu denken.

Differentialdiagnostisch kommen zahlreiche Erkrankungen in Betracht. Ausgeschlossen werden müssen in erster Linie: Uro-Tbc, Blasenulcus, Fremdkörper, Blasensteine und Tumoren.

Therapie

Ausschaltung der ursächlichen oder begünstigenden Erkrankungen (z. B. Beseitigung von Entleerungsstörungen der Blase, Behandlung entzündlicher Prozesse der Nachbarschaft, Steinentfernung, Fokalsanierung).

Gezielte antibiotische oder Chemotherapie entsprechend dem Antibiogramm.

Lokale Spülbehandlung der Blase mit antiseptischen Lösungen (z. B. Rivanol 1:5000) und Instillation von Chemotherapeutica oder Antibiotica (z. B. Nebacetinlösung, Aristaseptlösung). Langzeitbehandlung wie bei chronischer Pyelonephritis.

4.5. Reizblase

Als Reizblase wird ein bei Frauen nicht selten vorkommender Symptomenkomplex bezeichnet, charakterisiert durch Beschwerden, die einer Cystitis gleichen: gehäufter Harndrang, der allerdings nur am Tage auftritt, Brennen bei der Miktion, Druckgefühl im Bereich der Blase. Objektiv ist jedoch bei der Reizblase ein pathologischer Befund nicht nachweisbar. Das Harnsediment ist unauffällig, die Cystoskopie zeigt keine erkennbaren krankhaften Veränderungen an der Harnblasenschleimhaut. Die oft monate- bis jahrelang bestehenden Erscheinungen sind psychovegetativer Natur und durch Therapie der Harnblase nicht zu beeinflussen. Bevor eine psychotherapeutische Behandlung eingeleitet wird, ist eine organische Erkrankung eindeutig auszuschließen. Die Reizblase hat in der sog. Prostataneurose des Mannes ein Analogon.

4.6. Urethritis

kommt als akutes oder chronisches Krankheitsbild vor. Unter den zahlreichen Ursachen spielen Infektionen mit unspezifischen und spezifischen Bakterien und mit Trichomonaden eine besondere Rolle. Schmerzen in der Harnröhre vor allem im Beginn der Miktion, Juckreiz und Brennen in der Urethra, Sekretausfluß, vor allem morgens, sind die Zeichen der Harnröhrenentzündung.

Die *Diagnose* gründet sich auf den Nachweis der Erreger im Harnröhrensekret. Die Prostata ist am Entzündungsprozeß häufig beteiligt. Ihre Untersuchung einschließlich der Sekretanalyse ist demnach erforderlich.

Die *Therapie* erfolgt entsprechend dem Erregernachweis. Bei bakterieller Infektion kommen Chemotherapie oder Antibiotica zur Anwendung. Die Behandlung der Trichomoniasis mit Mitteln wie z. B. Clont hat auch den Partner zu berücksichtigen. Ungezielte antibiotische Behandlung nicht eindeutig geklärter Urethritiden führt häufig zu Therapieversagen. Bei Verdacht auf spezifische Infektion, komplizierende Begleiterkrankungen, organische Veränderungen der Harnröhre (Strikturen, Divertikel) ist der Facharzt zu Rate zu ziehen.

5. Urogenitaltuberkulose

Allgemeines

Die hämatogene Streuung tuberkulöser Herde in den Lungen oder in abdominalen Lymphknoten kann zur Infektion der Nieren führen. Befallen sind im allgemeinen beide Organe. Das parenchymatöse Initialstadium wird in der Regel weder vom Patienten noch vom Arzt bemerkt, weil es keine Erscheinungen hervorruft. Die Frühmanifestation kann spontan ausheilen oder in eine ulcerocavernöse Nierentuberkulose übergehen, die sich vom Rindengebiet markwärts ausbreitet. Papillendestruktionen, käsiger Gewebszerfall, Cavernenbildung und Einbruch in das Nierenbeckenkelchsystem sind charakteristisch. Aus der zunächst noch geschlossenen entwickelt sich die offene Tuberkulose. Neben Leukocyten, Erythrocyten und Eiweiß werden nunmehr auch Tuberkelbacillen im Harn ausgeschieden. Der Prozeß schreitet canaliculär fort. Der Schleimhauttuberkulose des Nierenbeckens, des Ureters und der Harnblase folgt die Infektion der tieferen Wandschichten mit der Tendenz zur Schrumpfung und Stenosierung. An der Blase werden die typischen gelblichen Knötchen erkennbar, später kommt es zu ulcerösen Prozessen und schließlich zur Schrumpfblase.

Die subjektiven Erscheinungen der Blasentuberkulose, die denen einer allmählich progredient verlaufenden und gegen unspezifische Therapiemaßnahmen resistenten chronischen Blasenentzündung entsprechen, sind es, die den Patienten zum Arzt führen.

Der Harnwegsinfektion folgt der Befall der Prostata und Samenblasen, sodann, canaliculär oder lymphogen, die Samenleiter-Nebenhodentuberkulose, die auf den Hoden übergreift. Hämatogene Infektion dieser Organe ist möglich. Harn- und Genitalorgane erkranken sehr häufig gemeinsam.

Krankheitsbild

Das Initialstadium ist symptomarm. Beschwerden bestehen nicht, es sei denn eine Beeinträchtigung des Allgemeinbefindens. Leichte Albuminurie oder der gelegentliche Nachweis vereinzelter Tuberkelbacillen im Harn können auf den spezifischen Infekt der Nieren hinweisen.

Das ulcero-cavernöse Stadium ist bei anfangs nur geringen subjektiven Erscheinungen am Harnbefund zu erkennen. Man findet Leukocyten, Albuminurie und Tuberkelbacillen. Hämaturien kommen vor. Typischerweise ist der Harn sauer. Anhaltende Leukocyturie bei fehlendem Nachweis unspezifischer Erreger muß an Tuberkulose denken lassen. Es gibt aber auch Mischinfektionen.

Die Blasentuberkulose beginnt mit Mißempfindungen bei der Miktion, gehäuftem Harndrang und Pollakisurie. Zunehmend wird das Wasserlassen schmerzhaft, schließlich entstehen quälende Tenesmen. Der Urin ist trübe, eitrig, kann blutig sein, ohne die typischen Harnwegskeime zu enthalten.

Die Prostata- und Samenblasentuberkulose macht im allgemeinen keine Erscheinungen. Sie wird oft erst entdeckt, wenn nach Bekanntwerden einer Urotuberkulose nach ihr gesucht wird oder eine Vorsorgeuntersuchung auf die Diagnose führt.

Die Nebenhodentuberkulose erscheint als chronisch verlaufender schmerzloser Entzündungsprozeß mit tastbarer, zuweilen mit erheblicher Induration einhergehender Schwellung, die auf den Hoden übergreifen und zum Durchbruch durch die Haut und zu Fistelbildungen führen kann.

Diagnose

Für die Erkennung der Urotuberkulose ist der Bacillennachweis entscheidend. Mehrfache Untersuchungen des konzentrierten Morgenharns mit Färbung des Sediments nach Ziehl-Neelsen führen bei offener Tuberkulose zum Nachweis säurefester Stäbchen. Die Verdachtsdiagnose ist damit gesichert, die Tuberkulose jedoch noch nicht bewiesen, da es auch andere säurefeste Stäbchen, z. B. Smegmabacillen, gibt. Der kulturelle Nachweis des Koch-Bacillus und der positive Tierversuch sind beweisend, ihr Resultat aber erst einige Wochen nach Versuchsbeginn zu erwarten.

Eine Pleuritis exsudativa oder eine Lungentuberkulose in der Vorgeschichte sowie röntgenologisch feststellbare Residuen bemerkt oder unbemerkt verlaufener spezifischer Lungenerkrankungen erhöhen die Wahrscheinlichkeit einer Uro-Tbc.

Ein gleiches gilt für verkalkte abdominale Lymphknoten.

Schon der begründete Verdacht auf Urogenitaltuberkulose ist meldepflichtig. Bacillenausscheidung erfordert Maßnahmen zum Schutz anderer Personen gegen Infektion. Spezielle urologische Untersuchung unter Einschluß von Röntgenuntersuchungen der Harnorgane muß in jedem Falle erfolgen.

Die Genitaltuberkulose des Mannes hat charakteristische Tastbefunde. *Die Prostata* ist kleinhöckerig, knotig, derb, jedoch nicht so hart wie das Carcinom; *die Samenblasen* sind als derbe Resistenz oberhalb der Vorsteherdrüse zu fühlen. Der Nachweis von Tuberkelbacillen im Exprimat oder Ejaculat gelingt nicht immer. Cavernöse Prozesse in der Prostata lassen sich urethrographisch darstellen. Der Tastbefund der tuberkulösen

Epididymitis entspricht der derben, indolenten, gegen den Hoden anfänglich abgrenzbaren Resistenz.

Differentialdiagnostisch kommen in erster Linie unspezifische Entzündungen des Urogenitale, Steinerkrankungen der Harnorgane, Papillitis necroticans und die Markschwammniere in Betracht.

Therapie

Sie hat zu berücksichtigen, daß die Tuberkulose eine Allgemeinerkrankung ist, und mit dem Befall verschiedener Teile des urogenitalen Systems gerechnet werden muß, auch dann, wenn sich Veränderungen nicht nachweisen lassen. Die Behandlung folgt den Grundsätzen, die von der Lungentuberkulose her bekannt sind:

Klimatherapie, vorzugsweise in Heilstätten,
Chemotherapie mit Tuberkulostatica und
operative Behandlung,

die in einem mehrjährigen Heilplan aufeinander abgestimmt und vom Facharzt festgelegt werden müssen, ergänzen sich. Die Behandlung beginnt in der Klinik.

Die Chemotherapie erfolgt mit einer Kombination dreier Tuberkulostatica (z. B. Isonicotinsäurehydracid [INH], Rifampicin und Ethambutol). Erst nach Stabilisierung des Prozesses kann auf eine Zweifachkombination und in der Sicherungsphase auf ein Tuberkulostaticum allein, im allgemeinen INH, übergegangen werden. Operative Eingriffe sind notwendig zur Ausschaltung irreparabel zerstörter Herde (Nephrektomie, Ureterektomie, Nierenresektion, Epididymektomie) oder zur Korrektur tuberkulöser und narbiger Strikturen an den Harnwegen. Tuberkulostatische Vor- und Nachbehandlung ist grundsätzlich erforderlich.

6. Urolithiasis

Allgemeines

Harnsteinerkrankungen sind weit verbreitet. 1–2% der Bevölkerung sind davon betroffen. Häufigkeit und gesundheitspolitische Bedeutung entsprechen damit etwa denen des Diabetes. Männer erkranken häufiger als Frauen. Steine kommen auch schon bei Kindern vor.

Die Ursachen der Steinentstehung sind mannigfaltig und im Einzelfall nicht immer feststellbar. Die Rezidivneigung ist groß.

Es gibt prärenale, renale und postrenale Faktoren der Steingenese:

Vermehrte Ausscheidung verhältnismäßig schlecht löslicher Stoffe im Urin,
z. B. von Calcium, Oxalat, Harnsäure, Cystin.
Physikalische Veränderungen des Urins,
z. B. hohe Harnkonzentration, Verschiebung des pH-Wertes, Veränderungen der Schutzkolloide.
Örtliche Veränderungen an den Nieren.
Störungen der Harnpassage.
Infektionen.

Harnsteine unterscheiden sich chemisch und physikalisch voneinander. Die wichtigsten sind der Häufigkeit nach Konkremente aus

Calcium-Oxalat	ca. 50%
Harnsäure oder Uraten	ca. 25%
Phosphaten und Carbonaten	ca. 20%
Cystin	ca. 1%

Mischsteine kommen oft vor.

Calciumhaltige Steine geben einen Schatten im Röntgenbild, Cystinsteine sind nur wenig, Harnsäuresteine gar nicht schattengebend. Man kann sie als Aussparung im Kontrastmittelschatten erkennen.

Der Lokalisation nach wird unterschieden in
Nierensteine (Kelch-, Nierenbeckensteine)
Harnleitersteine
Blasensteine
Harnröhrensteine.

Ruhende Steine verursachen nur geringe oder keine Beschwerden, wandernde Konkremente machen sich durch Irritation an den Harnwegen und intermittierenden Harnstau bemerkbar. Steinverschlüsse führen akut zu kolikartigen, heftigsten Schmerzen, die in Dauerschmerz übergehen, wenn die Harnpassage nicht wieder freigegeben wird. Die überwiegende Zahl der Steine geht spontan ab. Die Abgangsfähigkeit ist von der Größe des Steins (etwa bis Erbsgröße), der Beschaffenheit seiner Oberfläche und der Weite der Harnwege abhängig. Physiologische Engen im Harnleiter bestehen an dessen Abgang aus dem Nierenbecken, an seiner Kreuzung mit der Arteria iliaca und an seinem Durchtritt durch die Blasenwand. An diesen Stellen bleiben Steine häufig hängen.
Steine, die die Blase erreicht haben, werden durch die Harnröhre ausgeschieden, wenn keine Entleerungsbehinderung (Prostataadenom, Striktur etc.) besteht. Auf vesicalen und subvesicalen Entleerungsstörungen beruht fast stets die Existenz von Blasensteinen.

Tabelle 8.

Mechanischer Reiz, Harnstauung und Infektion sind die Faktoren, die Steine zur Gefahr für die Niere machen und zu deren Verlust führen können.

Symptome

Subjektiv: Schmerz
Objektiv: Hämaturie

Obwohl *Schmerzen* nicht unbedingt zum Bilde der Urolithiasis gehören, sind sie aber im allgemeinen doch in irgend einer Form vorhanden und Hinweis auf die Erkrankung. Ziehender oder stechender Schmerz im Nierenlager mit Ausstrahlung in die Leistengegend wird häufig angegeben. Große und festsitzende

Konkremente machen geringere subjektive Zeichen als bewegliche kleine Steine. Steineinklemmungen, bevorzugt im Kelchhals, Infundibulum oder an den physiologischen Engen, führen zu Koliken. Ausstrahlung des Schmerzes in Hoden oder Labia majora spricht für Sitz des Steins im oberen Drittel, tiefsitzende Steine führen zu Harndrang und Ziehen in der Urethra.

Erythrocyten im Harn fehlen fast nie, eigentlich nur bei komplettem Steinverschluß. Die Blutbeimengung ist im allgemeinen nur mikroskopisch zu erkennen. Sie kann sich nach körperlichen Bewegungen verstärken und auch einmal zu einer Makrohämaturie werden. Massive Blutungen sind nicht ganz ungewöhnlich.

Tabelle 9. *Diagnostik bei Harnsteinen*

Die Verdachtsdiagnose einer Urolithiasis ergibt sich aus:

Beschwerden:
- ▶ Schmerzen im Nierenlager, Koliken, Bewegungshämaturie

Vorgeschichte:
- ▶ Vorausgegangene Steinerkrankung, bekannte Stoffwechselerkrankung

Befund:
- ▶ Klopfempfindlichkeit des Nierenlagers,
- ▶ Erythrocyten im Urin (evtl. auch Leukocyten bei sekundärer Infektion)

Sicherung der Diagnose:

Röntgenuntersuchung

Übersichtsaufnahme und Ausscheidungsurographie sind unerläßlich

Zusätzliche Untersuchung

Bakteriologische Harndiagnostik, da sekundäre Infektion häufig

Steinanalyse unter allen Umständen erforderlich, Blutcalcium- und Harnsäurespiegel bestimmen lassen

Tabelle 10. *Behandlung der Steinkolik:*

- ■ lokale Wärme, warmes Bad
- ■ Suppositorien mit Spasmolytica und Analgetica (Spasmo Cibalgin, Buscopan comp., Baralgin)
- ■ notfalls auch Spasmoanalgetica i.v.
- ■ Opiate möglichst meiden – sie fördern die Neigung zu Übelkeit und Darmparalyse bei Koliken

Nach dem Anfall:

- Stein aufzufangen versuchen
- sicherstellen, daß Harnwege frei sind (auch wenn nach dem Anfall keine Beschwerden mehr bestehen)
- läßt sich der Stein noch nachweisen (IVP!),
- konservative, instrumentell transurethrale oder operative Therapie erforderlich (s. Text)

Prinzipien der Therapie

Das unmißverständlichste Symptom des Harnsteins, die Steinkolik, erfordert häufig eine sofortige Therapie, bevor eine exakte Diagnostik erfolgen kann. Ziel der Therapie ist im weiteren, den Stein so zu entfernen, daß die ableitenden Harnwege und die Niere möglichst wenig geschädigt werden. Anschließend müssen prophylaktische Maßnahmen zur Verhütung von erneuten Steinbildungen eingeleitet werden.

Konservative Behandlung bei Harnsteinen

Die konservative Behandlung ist immer angezeigt, wenn folgende Umstände vorliegen:

- abgangsfähige Steine ohne wesentliche Beschwerden, ohne Harnstauung und ohne Infektion
- Harnsäuresteine ohne die genannten Komplikationen
- Ausgußsteine der Niere ohne Harnstauung mit erheblicher Parenchymschädigung.

Ziel der konservativen Behandlung ist der spontane Steinabgang. Zum spontanen Steinabgang können folgende Maßnahmen verhelfen:

- Anregung der Diurese durch Flüssigkeitszufuhr und ggf. Diuretica
- körperliche Bewegung
- Spasmolytica vom Atropin-Typ, ggf. kombiniert mit Analgetica, per os oder als Suppositorium
- Anregung der Peristaltik bzw. Bekämpfung einer oft begleitenden Obstipation. Subaquale Darmbäder.

Die speziellen Behandlungsmaßnahmen bei den verschiedenen Steinarten entsprechen denen der Prophylaxe dieser Konkremente, dies gilt insbesondere für Harnsäure-, Cystin- und Phosphatsteine (Ausgußsteine).

Instrumentell transurethrale Behandlung bei Harnsteinen

Die *Indikation* zur instrumentell transurethralen Behandlung ist gegeben bei Harnleitersteinen bis zu Bohnengröße, welche im distalen Ureterabschnitt ohne Tendenz zum Spontanabgang liegen und mit oder ohne Harnstauung, jedoch ohne Infektion, einhergehen, und bei Blasensteinen. *Harnleitersteine* werden mit der Harnleiterschlinge unter Infektprophylaxe extrahiert, *Blasensteine* werden mit dem Lithotriptor, mit hydraulischer Schlagwelle oder Ultraschall zertrümmert, wobei gleichzeitig eine Elektroresektion am Blasenhals durchgeführt wird.

Indikation zur operativen Behandlung bei Harnsteinen

Die *Indikation* zum operativen Vorgehen ergibt sich bei nicht abgangsfähigen Steinen in jeder Lokalisation, vor allem, wenn die Steine mit häufigen intensiven

Schmerzen, mit Harnstauung oder unbeeinflußbarer Infektion einhergehen und bei Blasensteinen von erheblicher Größe (Sectio alta). Eine *dringliche Indikation* zum operativen Vorgehen ist bei Steinen mit Harnstauung und Infektion gegeben. Eine relative Indikation besteht bei Kelchsteinen und bei Nierenbeckenausgußsteinen. Prinzip des operativen Vorgehens ist die Organerhaltung. Kelchsteinnester erfordern eine Nierenresektion. Die Nephrektomie wird nur bei weitgehender Schädigung der Niere und unter Berücksichtigung des Zustandes des kontralateralen Organs durchgeführt. Die gleichzeitige Beseitigung von Abflußhindernissen im Bereich der Harnwege ist aus Gründen der Steinprophylaxe unbedingt erforderlich.

Harnsteinprophylaxe

Mit häufigen Rezidiven der Konkrementbildung ist zu rechnen, wenn die *Ursache der Steinbildung* oder *begünstigende Faktoren* der Steinentwicklung nicht beseitigt werden.

Grundlage der Prophylaxe ist die *Kenntnis des Steinmaterials.* Häufig liegt der Steinbildung eine Stoffwechselerkrankung, insbesondere eine Störung des Calciumstoffwechsels (primärer Hyperparathyreoidismus, Knochenerkrankungen) oder eine Uricopathie, zugrunde, woraus sich die Möglichkeit zu einer kausalen Therapie des Steinleidens ergibt. Von großer prophylaktischer Bedeutung bei Harnsteinen ist die Beseitigung von Harnabflußstörungen und Harnwegsinfektionen.

Tabelle 11. *Allgemeine Grundsätze der Prophylaxe von Harnsteinbildung*

Senkung der Konzentration der Steinbildner durch Erhöhung des Harnvolumens (1½–2 l pro Tag).
Verbesserung der Löslichkeit durch günstigen pH-Wert des Urins (kann vom Patienten mit Indikatorpapier leicht kontrolliert werden).
Herabsetzung der im Harn ausgeschiedenen Menge steinbildender Substanzen durch Senkung des Blutspiegels.
Verhinderung oder Beseitigung einer Harnwegsinfektion.

Calciumhaltige Steine

Calcium-Oxalatstein

- Calciumarme Kost (keine Milch und Milchprodukte)
- Einschränkung von oxalathaltigen Nahrungsmitteln wie Tomaten, Schokolade, Spinat, Spargel
- Magnesiumtherapie (z. B. Biomagnesin 3 × tägl. 3 Tabl.) und
- Vitamin B 6 (1 × tägl. 1 Tabl. 40 mg)
- Bei idiopathischer Hypercalcinose und Hypophosphatämie: Reducto 3 × tägl. 2 Drag.
- Bei Erhöhung des Harnsäurespiegels: Allopurinol (z. B. Urosin, Zyloric 1–3 × tägl. 100 mg).

Phosphatstein

- Reduzierung von Milch und Milchprodukten und alkalisierender Kost (Zitrusfrüchte, Fruchtsäfte).
- Phosphatbindung im Darm durch Aludrox (5 × tägl. 4 Tabl.).
- Ansäuerung des Harns durch Mixtura-solvens-Compretten (3 × tägl. 2 Compr.). (Kontraindiziert bei renaler tubulärer Acidose und Niereninsuffizienz.)
- Infekttherapie.

Harnsäurestein

- Einschränkung von purinreicher Kost (wenig Fleisch und Gemüse) (s. Stoffwechselband, Kap. Gicht).
- Neutralisierung des Harns mit Uralyt-U bis auf einen konstanten pH-Wert von 6,4–6,8.
- Senkung eines erhöhten Harnsäurespiegels durch Allopurinol (z. B. Urosin, Zyloric 1–3 × tägl. 1 Tabl. à 100 mg).
- Die Prophylaxe mit Uralyt-U wird jeweils alternierend jede zweite Woche durchgeführt.

Cystinsteine können mit Alkalisierung des Harns und durch Verabreichung von d-Penicillamin bzw. α-Mercaptopropionylglycin verhindert werden.

7. Nephroptose (Wanderniere)

Allgemeines

Die abnorme Beweglichkeit einer Niere, fast stets der rechten, beruht auf der bindegewebigen Schwäche ihres Aufhängeapparats. Sie ist Teil einer allgemeinen Enteroptose. Das in liegender Körperhaltung orthotope Organ tritt im Stehen caudalwärts, wobei es auch noch zur Kippung seiner Achsen kommen kann. Der durch Gefäße und Bindegewebszüge fixierte Harnleiter vermag den Bewegungen der Niere nur teilweise zu folgen. Hierdurch resultieren Entleerungsstörungen der Niere. Harnstauung und Zug am renalen Gefäßstiel verursachen die charakteristischerweise im Stehen auftretenden und in Ruhelage verschwindenden Schmerzen im Nierenlager. Es erkranken fast ausschließlich Frauen.

Krankheitsbild

Ziehende Schmerzen im (rechten) Nierenlager, die im Laufe des Tages zunehmen und in Horizontallage schnell zurückgehen. Das typische Beschwerdebild kann durch Komplikationen überlagert werden: Harnwegsinfektion, Pyelonephritis, Steinbildung, Harnstauung und Hämaturie sind ursächlich auf die abnorme Beweglichkeit der Niere zurückzuführen.

Diagnose

Da es sich in der Regel um schlanke, bindegewebsschwache Patientinnen handelt, ist die *Palpation* der mobilen Niere im allgemeinen möglich. Folgeerscheinungen der Ptose müssen ausgeschlossen werden durch

Harnuntersuchung

Ausscheidungsurographie mit Aufnahmen im Liegen und Stehen.

Differentialdiagnostisch kommt eine Nierendystopie in Betracht.

Therapie

Konservative Behandlung mit Mastkuren, Bandagen, Leibbinden etc. hat nur wenig Wert.

Operative Therapie (Nephropexie) ist nur bei eindeutigem Beschwerdebild und objektiv nachgewiesenem Befund anzuraten. Sie führt bei genauer Indikationsstellung zu guten Resultaten.

8. Harnblasenlähmungen

Die Tätigkeit der Harnblase wird vom Nervensystem gesteuert und vom Großhirn kontrolliert. Störungen der Nervenleitung an irgendeiner Stelle des komplizierten Systems beeinträchtigen die Blasenfunktion. Je nach Sitz der Schädigung kommt es zu verschiedenen Typen der Blasenlähmung.

Spastische Lähmung (Reflexblase) bei Läsion oberhalb des Miktionsreflexbogens (S2–S4). Häufigste Ursache: Trauma, seltener: Multiple Sklerose, Tumor.

Symptome:

Geringe Blasenkapazität

Detrusorhypertrophie (Trabekelblase)

Erhöhter intravesicaler Druck

Restharn

Unwillkürlicher Harnabgang.

Schlaffe Lähmung (autonome Blase) bei Läsion des Reflexbogens im Miktionszentrum (S2–S4) oder in der Cauda equina. Häufigste Ursachen: Trauma und angeborene Defekte (Myelomeningocele), seltener: Tabes dorsalis, Nucleus-pulposus-Hernie, Poliomyelitis.

Symptome:

Große Blasenkapazität

Detrusorschwäche

Niedriger intravesicaler Druck

Große Restharnmengen.

Willkürliche Miktion erfolgt durch Unterdrückung corticaler Hemmung. Störungen in den Hemmungszentren der Hirnrinde oder in den Pyramidenbahnen (z. B. bei Cerebralsklerose) führen zu unfreiwilligem Harnabgang.

Rückenmarksverletzungen lösen einen vorübergehenden spinalen Schock mit Harnverhaltung und Überlaufblase aus. Nach Wochen oder Monaten geht der Zustand in die spastische oder in die schlaffe Lähmung über.

Diagnose

Die Feststellung von Art und Umfang der neurogenen Blasenschädigung erfolgt im allgemeinen im Zusammenhang mit dem Grundleiden. Die komplizierte Diagnostik ist Sache der Klinik oder des Facharztes, in dessen Händen im allgemeinen auch die Therapie nach Entlassung aus dem Krankenhaus liegen dürfte. Für die Praxis wichtig ist die Beobachtung, daß Funktionsstörungen der Blase nicht selten erstes Symptom einer Rückenmarksschädigung sind.

Das Schicksal der Kranken wird im wesentlichen von den schwerwiegenden Komplikationen der Blasenlähmung bestimmt. Diese sind

Pyelonephritis
Vesico-renaler Reflux
Steinbildung
Hydronephrose.

III. Erkrankungen der Vorsteherdrüse

1. Prostataadenomyomatose

Die früher als „Prostatahypertrophie" bezeichnete gutartige Geschwulstbildung ist bei Männern vom 6. Lebensjahrzehnt ab außerordentlich häufig. Sie führt aber nicht immer zu Symptomen oder durch die folgende Einengung des Blasenhalses zur Erkrankung. Ihre Gefahr liegt in der Behinderung der Blasenentleerung und deren Rückwirkungen auf die Nieren.

Drei Stadien charakterisieren die Entwicklung:

I. Erschwerung der Miktion, Kompensation durch Detrusorhypertrophie
II. Dekompensierte Entleerungsstörung mit Restharn
III. Zunehmende Harnretention mit Übergang in chronische komplette Verhaltung, Harnrückstau und Niereninsuffizienz.

Tabelle 12. *Symptome der Prostataadenomyomatose*

– Abschwächung des Harnstrahls
– Verzögerung des Miktionsbeginns
– Verlängerung des Miktionsaktes
– Nachträufeln nach Miktionsende
– Häufigere, insbesondere nächtliche Miktionen
– Imperativer Harndrang
– Pressen bei der Harnentleerung
– Initiale und terminale Hämaturie
– Blutige Blasentamponade

Akute komplette Harnverhaltung, sehr schmerzhaft, ausgelöst durch Kongestion.

Chronische Harnverhaltung, unkontrollierter häufiger Harnabgang in kleinen Portionen („Überlaufblase“), schmerzlos.

Tabelle 13. *Symptome typischer Komplikationen der Prostataadenomyomatose*

- Schmerzhafte, gehäufte Miktion — Blaseninfektion
- Rückenschmerzen, Fieber — Pyelonephritis
- Schmerzen am Damm, Fieber — Prostatitis, Prostataabsceß
- Hohe Temperaturen, Schmerzen in Hoden und Leiste — Epididymitis
- Zwanghaftes, terminal schmerzendes Wasserlassen mit terminaler Hämaturie, plötzliche Unterbrechung des Harnstrahls — Blasenstein
- Zweizeitige Miktion — Blasendivertikel
- Inappetenz, Übelkeit, trockene Zunge, Gewichtsabnahme, Verlust des Gewebsturgors, Müdigkeit, Anämie — Terminalstadium des Leidens mit renaler Insuffizienz.

Diagnose

Rectale Palpation: Untersuchung im Stehen mit Vorbeugen des Rumpfes, in Knie-Ellenbogen-Lage oder in Seitenlage.

Pflaumen- bis apfelgroße, glatt begrenzte, derb-elastische Prostata ohne Knotenbildung. Verstrichener medianer Sulcus spricht für Mittellappenvergrößerung, weiche Konsistenz für Kongestion. Die Größe des Adenoms ist für den Grad der Entleerungsbehinderung nicht unbedingt entscheidend.

Harnuntersuchung:

- Eiweiß im Urin deutet auf Nierenschädigung.
- Zuckerprobe ist wichtig, da Prostatakranke verhältnismäßig häufig Diabetiker sind.
- Sediment: Leukocyturie spricht für Harnwegsinfektion, ggfs. bakteriologischer Nachweis.
- Hämaturie spricht nicht gegen Adenom, erfordert aber den Ausschluß aller denkbaren Blutungsquellen.

Tabelle 14.

Katheterismus ist als diagnostische Methode im allgemeinen überflüssig und wegen Infektionsmöglichkeit nicht ungefährlich. Die Prüfung des Restharns und der Ausschluß einer Harnröhrenstriktur gelingen mit röntgenologischen Methoden eleganter.

- Blutuntersuchungen: Blutbild, harnpflichtige Substanzen, Elektrolyte.

Röntgenuntersuchungen: Ausscheidungsurographie mit Spezialaufnahmen zur Abschätzung der intravesicalen Adenomgröße, des Grades der Entleerungsstörung, der Rückwirkungen auf die oberen Harnwege und möglicher weiterer Erkrankungen der Harnorgane.

Instrumentelle Untersuchung (Urethrocystoskopie) bei besonderen Indikationen durch den Facharzt.

Differentialdiagnose

- ▶ Carcinom: Harte, knotige oder diffuse Konsistenzvermehrung, mangelnde Abgrenzbarkeit und eingeschränkte Verschieblichkeit gegen die Umgebung.
- ▶ Sphinktersklerose: Kleine derbe Prostata.
- ▶ Prostata-Tbc: Kleinknotige Induration (meist auch Epididymitis).
- ▶ Prostatasteine: Schneeballknirschen.
- ▶ Prostatitis (granulomatosa): Derbe, ungleichmäßige Induration.

Therapie

Behandlung bei Beschwerden, erkennbaren Symptomen und objektivem Befund.

Konservativ:

a) Maßnahmen der Lebensführung
   Dekongestionierung der Prostata durch Besserung der Beckenzirkulation mit physikalischen Maßnahmen wie körperlichen Bewegungen und Regelung der Verdauung. Vermeidung kalter, kohlensäurehaltiger Getränke, von Alkohol und scharfen Gewürzen, von Unterkühlungen, langem Sitzen in tiefen Sesseln und Überfüllung der Blase.
b) Medikamentös
   Mittel auf Pflanzenbasis mit Inhaltsstoffen von Kürbis, Goldraute etc., Hormone (Östrogene, Gestagene, Androgene) im wesentlichen durch Tonussteigerung des Detrusors und nur vorübergehend wirksam. Östrogene wirken depressiv auf die Potenz, Gestagene ebenfalls, aber in geringerem Umfang. Androgene sind wegen Aktivierung latenter oder nicht erkannter Prostatacarcinome gefährlich.

Von der konservativen Behandlung ist ein Einfluß auf das Adenomwachstum nicht zu erwarten. Sie vermag jedoch Prostatakongestionen günstig zu beeinflussen und die Detrusorkraft temporär zu stärken. Die Indikationen dieser Therapie beschränken sich auf das Anfangsstadium der Adenomyomatose. Auf ggfs. erforderliche Allgemeinbehandlung des Patienten und die intensive Therapie begleitender Harnwegsinfektionen ist großer Wert zu legen.

Therapeutischer Katheterismus: Dringende Notfallmaßnahme bei akuter Harnverhaltung. Aufgabe des praktischen Arztes, da wegen äußerst schmerzhafter Überfüllung der Blase sofort geholfen werden muß. Jeder Katheterismus ist ein steriler Eingriff. Erforderlich: nichtalkoholische Desinfektionslösung (z. B. Oxycyanat) und sterile Tupfer zur Desinfektion der Harnröhrenmündung,

Einmalgleitmittel (z. B. Instillagel) zur Instillation in die Harnröhre und zum Bestreichen des Katheters, steriler Einmalkatheter (Tiemann-Katheter 16 Ch.), sterile Handschuhe, sterile Pinzette. Einführung des Katheters ggf. auch unter Zuhilfenahme der sterilen Plastikhülle.

Intervall-Entleerung übervoller Blasen. Die Spontanentleerung kommt oft wieder in Gang. Temporärer Katheterismus empfiehlt sich zur initialen Behandlung der chronischen Retention mit Harnrückstau und Niereninsuffizienz. Als Dauerlösung kommt der Katheter heute nur noch ausnahmsweise in Betracht, wenn kardiale, cerebrale oder renale Insuffizienz eine operative Behandlung unmöglich machen. Bei Dauerkatheterbehandlung sind Blasenspülungen und Instillationen von Antiseptica erforderlich. Infektprophylaxe mit Harndesinfizienzien, Chemotherapeutica oder Antibiotica bei jeder Katheterbehandlung.

Unterbindung der Ductus deferentes (sog. Vasektomie) verhindert die durch Keimascension im Samenleiter häufig eintretende Epididymitis. Prophylaktische Ductusligatur ist vor allen Prostataoperationen zu empfehlen. Sie hat keine hormonellen Auswirkungen. Die hiermit verbundene Infertilität der Adenomkranken kann im Alter in der Regel in Kauf genommen werden.

Operativ:

Adenomektomie = Entfernung des gewucherten Drüsengewebes unter Belassung der Prostatakapsel (dem eigentlichen Prostatagewebe). Verfahren: offen (transvesical, retropubisch, perineal) oder transurethral, abhängig von der Größe des Adenoms und der operativen Einstellung. Resultate ähnlich, Risiko gering.

Palliative Resektion oder Vereisung bei relativer Inoperabilität.

Nachbehandlung:

Gezielte antibiotische oder chemotherapeutische Therapie in den ersten postoperativen Wochen bis zur Abheilung der obligaten Harnwegsinfektion, ggf. unterstützt durch Blasenspülungen und -instillationen. Der Infekt heilt in der Regel nach Epithelisierung der Prostataloge ab.

2. Prostatacarcinom

Der Krebs der Vorsteherdrüse ist die häufigste bösartige Geschwulst des alten Mannes. Vom Ende des 5. Lebensjahrzehnts ab ist mit diesem Tumor in steigender Frequenz zu rechnen. Er entsteht — oft in Kombination mit einer Adenomyomatose — in den Außenbezirken der Prostata und ist deshalb rectal schon frühzeitig tastbar. Da Symptome erst in den späteren Stadien auftreten, ist Früherkennung nur durch Routinediagnostik bzw. Vorsorgeuntersuchung möglich. Hiermit eröffnet sich die einzige Chance der Heilung, durch die radikale Prostatektomie.

Tabelle 15. *Prostatacarcinom*

▶ Häufigster maligner Tumor des Mannes jenseits des 50. Lebensjahres.
▶ Das Prostatacarcinom macht im „heilbaren Stadium" keine Beschwerden.
▶ Nur durch Vorsorgeuntersuchung (Palpation) rechtzeitig zu erfassen.

Die Gefährlichkeit des Prostatakrebses liegt in erster Linie in seinem infiltrativen Wachstum und seiner Metastasierung in Lymphbahnen und Knochen. Störungen der Harnentleerung stehen primär nicht im Vordergrund. Sie treten meistens erst in Erscheinung, wenn im weiteren Verlauf harnröhrennahe Teile der Prostata infiltriert werden. Kachexie infolge generalisierter Metastasierung ist oft bereits vorhanden, wenn eine Beeinträchtigung der Harnpassage durch Einwachsen der Geschwulst in Harnleiter oder Blasenhals einsetzt.

Man kann 5 Stadien unterscheiden.

- O Zufällig anläßlich Adenomektomie oder dergl. histologisch erkanntes, subklinisches Carcinom (incidental carcinoma).
- A Isolierter kleiner Carcinomknoten.
- B Auf einen Prostatalappen begrenztes, nicht über die Kapsel hinausgewachsenes Carcinom.
- C Carcinom mit Übergreifen auf die Umgebung.
- D Carcinom mit Fernmetastasierung.

Symptome

Der heilbare Krebs (Stadien O, A, in der Regel auch B) macht keinerlei Erscheinungen. Bestehen Störungen der Miktion, sind sie auf eine gleichzeitige Adenomyomatose zurückzuführen. Spätere Stadien rufen die typische Blasenhalssymptomatik hervor. Erschwerung des Wasserlassens, Restharn, Harnverhaltung und Rückstau treten ein. Hämaturien sind erst nach Einbruch des Tumors in die Harnwege zu erwarten. Kreuzschmerzen und ischialgiforme Schmerzen treten mit der Ausbreitung der Geschwulst in die iliacalen und aortalen Lymphgebiete und in die Knochen ein, von denen das Becken und die Lendenwirbelsäule bevorzugt befallen werden. Kreuzschmerzen sind oft erstes Zeichen eines Prostatakrebses. Anämie, Kachexie, Pyelonephritis und bei Ureterkompression die Zeichen der Niereninsuffizienz findet man im Spätstadium.

Diagnostik

Rectaler Tastbefund:

Stadium A Harter isolierter Knoten
- B Knorpelharte Induration und Vergrößerung eines Lappens
- C Grobknotige, über die Grenzen des Organs hinausgehende, harte Tumorbildung
- D Unabhängig vom Palpationsbefund nachweisbare Metastasen.

Der Tastbefund allein ist nicht beweisend. Histologische Sicherung der Diagnose mittels

Nadelbiopsie (durch Urologen oder Klinik) ist grundsätzlich notwendig.

Laboruntersuchungen

Serumphosphatasen. Erhöhte saure Phosphatasen, insbesondere „Prostataphosphatasen" sprechen für Knochenabsiedlungen. Alkalische Phosphatasen diagnostisch weniger bedeutsam, da nicht prostataspezifisch, aber bei Knochenabsiedlungen oft erhöht.

Blutbild und Blutsenkung bei fortgeschrittenem Tumorleiden pathologisch. Harnpflichtige Substanzen (Harnstoff-N, Kreatinin) bei schweren Störungen der Harnpassage erhöht.

Harnbefund uncharakteristisch. Harnwegsinfektion muß ausgeschlossen werden.

Röntgenuntersuchungen berücksichtigen die bevorzugten Lokalisationen der Tumorabsiedlung und die Harnorgane:

Lendenwirbelsäule, Becken, Thorax, Ausscheidungsurographie mit Restharnbestimmung. Knochenszintigraphie.

Differentialdiagnose

Adenomknötchen, bestimmte Formen der Prostatitis, Prostata-Tbc, Prostatasteine können ähnliche Bilder machen.

Während es leicht ist, ein Prostatacarcinom mit typischem Tastbefund zu erkennen, bereiten Zweifelsfälle oft große diagnostische Schwierigkeiten. Zu den Aufgaben des Facharztes oder der urologischen Klinik gehören die histologische Sicherung der Diagnose, die Feststellung des Tumorstadiums und die Einleitung und Durchführung der Therapie. Sie kann in vielen Fällen später vom Hausarzt fortgeführt werden. Der Befund sollte jedoch von Zeit zu Zeit fachärztlich überprüft werden.

Therapie

Als Anhaltspunkte für die Behandlung, die dem Einzelfall angepaßt werden muß, können gelten:

Stadium O	Abwarten unter Kontrolle oder radikale Prostatektomie
A/B	Radikale Prostatektomie und Vesiculektomie bei Patienten mit mindestens 10 Jahren allgemeiner Lebenserwartung, anderenfalls Röntgentherapie.
C	Röntgentherapie und/oder Orchidektomie und/oder Östrogentherapie.
D	Orchidektomie und Östrogentherapie.

Vor Östrogentherapie Röntgenbestrahlung der Brustdrüsen mit je 1000 rad zur Vermeidung einer Mammahyperplasie.

Palliative Elektroresektion am Blasenhals bei Entleerungsbehinderung der Harnblase.

Radikale transurethrale Elektroresektion ist gelegentlich möglich.

Prognose

Bei frühzeitiger radikaler Operation des Carcinoms ist Heilung zu erwarten. Die im Falle der Inoperabilität anzuwendenden Behandlungsmöglichkeiten wie Strahlentherapie und gegengeschlechtliche Hormonbehandlung sind äußerst wirkungsvoll. In den meisten Fällen kann die Geschwulst durch ein abgestimmtes Therapieprogramm über einen langen Zeitraum unter Kontrolle gehalten werden. Ein großer Prozentsatz von Trägern eines Prostatacarcinoms stirbt unabhängig hiervon an anderen Erkrankungen.

3. Prostatitis

Entzündungen der Vorsteherdrüse entstehen hämatogen oder urethrogen. Die Samenblasen sind häufig beteiligt.

Akute eitrige Prostatitis tritt plötzlich mit den Symptomen entzündlicher Prozesse des Blasenhalses auf. Harndrang, häufige kleine schmerzhafte Harnentleerungen, heftiger Druck in der Gegend des Dammes und des Mastdarms sind vorhanden. Die Temperaturen sind hoch, Schüttelfröste können auftreten. Harnverhaltung ist nicht ungewöhnlich. Unter Steigerung dieser Erscheinungen kann es zur eitrigen Einschmelzung und zur Entstehung eines *Prostataabscesses* kommen. Der rectale Tastbefund ergibt eine sehr schmerzhafte, vergrößerte, gegen die Umgebung infolge der entzündlichen Infiltration schlecht abgrenzbare Vorsteherdrüse mit vermehrter Konsistenz. Im Falle der Abscedierung fühlt man Fluktuation. Der Harn ist eitrig, die letzte Portion jeweils besonders leukocytenreich. Im Blut findet sich eine hohe Leukocytose.

Therapie

Antibiotica (bevorzugt Tetracycline) in hohen Dosen. Sitzbäder, Spasmoanalgetica. Regelung des Stuhlgangs. Bei Einschmelzung Absceßeröffnung und Drainage.

Chronische Prostatitis ist häufig. Sie verläuft schleichend, kann sich über Jahre hinziehen und braucht nur geringe Beschwerden zu machen. Druckgefühl am Damm, leichtes Brennen bei der Miktion und zuweilen diskreter Harnröhrenausfluß können mit Zeiten völligen Wohlbefindens abwechseln.

Hämospermie spricht für eine häufig gleichzeitig vorhandene Spermatocystitis und ist in vielen Fällen deren einziges Symptom.

Diagnose

Rectaler Palpationsbefund wenig charakteristisch, Prostata weich, kongestioniert oder induriert, im allgemeinen etwas druckempfindlich. Prostatasekret eitrig. Erreger können gezüchtet werden.

Differentialdiagnose

- Prostataneurose: Fehlen objektiv nachweisbarer Befunde.
- Urethritis: Nachweis einer bakteriellen Harnwegsinfektion. Trichomonaden im Harnröhrensekret. Eitriger Fluor.
- Kongenitale oder erworbene Harnröhrenstenosen: Urethrographie.
- Cystitis: Untersuchung des Harns mit 3-Gläser-Probe.
- Ano-genitaler Symptomenkomplex: Häufig bei Hämorrhoiden oder Analfissur.

Therapie

Stoßbehandlung mit Antibiotica bei Nachweis bakterieller Entzündung, jedoch oft nur vorübergehend erfolgreich. Belladonna und Ichthyol enthaltende Zäpfchen. Sitzbäder. Stuhlregelung, körperliche Bewegung. Bei Kongestionszuständen leichte Prostatamassagen.

4. Blasenhalskontraktur (Sphinctersklerose)

Auf dem Boden einer chronischen Prostataentzündung oder ohne erkennbaren Anlaß entstehende Starre des Blasenhalses. Auftreten bei Männern vom 4. Lebensjahrzehnt ab. Die Erkrankung zeigt eine der Adenomyomatose der Prostata ähnliche Symptomatik und führt auch zu entsprechenden Folgeerscheinungen wie Balkenblase, Blasendivertikel, Harnverhaltung, Rückstau in die oberen Harnwege und Niereninsuffizienz. Harnwegsinfektion besteht häufig.

Die *Diagnose* ergibt sich bei entsprechendem Beschwerdebild aus dem Palpationsbefund: Kleine derbe glatte Prostata.

Urethrocystoskopie: Enger starrer Sphincter internus. Balkenblase und andere Zeichen der Entleerungsstörung. Restharn. Röntgenuntersuchung (Ausscheidungsurogramm): Mehr oder weniger erweiterte Harnblase mit Pseudodivertikeln infolge Trabekulierung. Fehlen einer Anhebung des Blasenbodens und einer Prostataimpression. Ggf. Erweiterung der oberen Harnwege.

Therapie

Transurethrale Elektroresektion.

5. Prostataneurose (Prostatopathie)

Die Vorsteherdrüse kann auch Projektionsfeld psychischer Schwierigkeiten oder vegetativer Störungen sein. Es sind fast immer junge Männer mit den Zeichen vegetativer Übererregbarkeit, deren Beschwerden denen einer chronischen Prostatitis außerordentlich ähneln. Häufig wird außerdem über Potenzstörungen, Nervosität, Schlaflosigkeit und Leistungsschwäche geklagt. Bei Objektiv negativem Befund an der Prostata und Ausschluß anderer Ursachen ist die Diagnose einer Prostataneurose gerechtfertigt. Lokale Behandlung ist kontraindiziert, Psychotherapie gelegentlich erfolgreich. Parallelen zur Reizblase beim weiblichen Geschlecht sind erkennbar.

IV. Erkrankungen des äußeren Genitale

1. Phimose

Vorhautenge und Verklebung des Präputiums mit der Glans penis sind beim Neugeborenen physiologisch und verschwinden in den meisten Fällen im Laufe der ersten Lebensjahre. Wenn nicht, verbleibt

die angeborene Phimose (hypertrophische oder atrophische Form).

Die erworbene Phimose entsteht bei Erwachsenen durch chronische Entzündung, besonders häufig bei Diabetes.

Komplikationen
- Smegmaretention
- Balanitis
- Miktionsbehinderung
- Kohabitationsbehinderung
- Paraphimose
- Peniscarcinom.

Therapie

Lösung von „Vorhautverklebungen“ ist nur bei erheblicher Smegmaretention kindlicher Phimosen nötig. Dehnungen der Vorhaut führen zu Einrissen mit der Folge narbiger Stenosierung. Bleibende Phimosen müssen operativ korrigiert werden (Resektion der überschüssigen Vorhaut und plastische Erweiterung der Vorhautöffnung).

Bei der *Paraphimose* bildet die über die Eichel zurückgezogene relativ enge Vorhaut einen Schnürring. Es kommt zu venöser Stauung und schmerzhafter Anschwellung der Glans und zu deren Nekrose, wenn der Zustand nicht bald behoben wird.

Behandlung: Reposition der Vorhaut nach Ausdrücken der Eichel mit den Fingerspitzen der anderen Hand. Bei Mißerfolg: Spaltung der Schnürringes. Spätere plastische Korrektur der Phimose ist notwendig.

2. Hypospadie

Die Hypospadie ist eine häufige Hemmungsmißbildung, bei der die Entwicklung der Urethra zu einem Rohr mehr oder weniger ausgeblieben ist. Die Harnröhre ist verkürzt und mündet an der Unterseite des Penis

an der Eichel = Hypospadia glandis
am Sulcus coronarius = Hypospadia coronaria
am Penisschaft = Hypospadia penis
am Scrotum = Hypospadia scrotalis
am Damm = Hypospadia perinealis.

An Stelle des fehlenden Harnröhrenstückes befindet sich ein derber Bindegewebsstrang) die „Chorda". Sie krümmt den Penis nach ventral, was sich bei der Erektion noch erheblich verstärkt. Charakteristischerweise hängt die Vorhaut schürzenförmig über der Eichel. Meatusstenosen kommen häufiger vor und erschweren die Harnentleerung. Weitere Mißbildungen am Urogenitale sind nicht ungewöhnlich und müssen ausgeschlossen werden.

Therapie

Hypospadia glandis und coronaria sind nicht korrekturbedürftig. Alle übrigen Formen erfordern operative Behandlung. Sie erfolgt im Alter von 4–5 Jahren in zwei Sitzungen im Abstand von 6 Monaten.

1. Sitzung: Excision der Chorda und Aufrichtung des Penis.
2. Sitzung: Aufbau einer Harnröhre unter Verwendung von Penishaut. Vorübergehende Harnableitung ist notwendig.

3. Epispadie

Die dorsale Spaltbildung des Penis und der Harnröhre ist viel seltener als die Hypospadie. Auch hier gibt es unterschiedliche Grade zwischen der harmlosen Eichelepispadie bis zur völligen Aufspaltung der Urethra. Eine solche findet man grundsätzlich bei der *Blasenekstrophie.* Epispadie kommt bei beiden Geschlechtern vor und ist in der Mehrzahl der Fälle mit Inkontinenz verbunden. Operative Korrektur ist möglich und sollte vor dem Schulalter erfolgen.

4. Peniscarcinom

Peniskrebse sind bei uns mit einem Abteil von nur 1% an allen malignen Tumoren des Mannes verhältnismäßig selten. Smegmaretention und chronische Entzündung spielen eine ursächliche Rolle. Mangelhafte persönliche Hygiene und Phimose begünstigen die Entstehung. Beschneidung ist wirksame prophylaktische Maßnahme. Entstehungsorte des Plattenepithelcarcinoms sind die Glans penis und das innere Vorhautblatt. Metastasierung über die Leistenlymphknoten in die iliacalen und aortalen Lymphgebiete. Hämatogene Ausbreitung erfolgt oft erst spät.

Diagnose

Im Beginn knotiger, später oft blumenkohlartig wachsender und ulcerierender Tumor. Bei Phimose, die häufig besteht, ist die Geschwulst nicht zu sehen. Sie ist aber bei tastbarer, schmerzfreier Verhärtung und schmierigem, ggf. blutigem Vorhautsekret zu vermuten. Im Verdachtsfall sind Cirkumcision und Probeexcision notwendig. Chronische Balanitis ist suspekt und fehlt beim Carcinom selten. Ekelhafter Geruch ist für zerfallende Tumoren charakteristisch. Die Leistenlymphknoten sind oft vergrößert auf Grund von Lymphadenitis oder Tumormetastasen.

Differentialdiagnose

- Ulcerierende Balanitis
- Luetischer Primäraffekt
- Herpes progenitalis
- Condylomata acuminata.

Therapie

Oberflächliche und örtlich begrenzte Geschwülste reagieren gut auf Strahlentherapie. Weiter fortgeschrittene Tumoren müssen durch Penisamputation ggf. auch mit Entfernung der regionären Lymphknoten behandelt werden. Röntgennachbestrahlung. Cytostatische Behandlung mit Bleomycin kommt in Betracht.

5. Induratio penis plastica

Die plattenförmigen oder knotigen Bindegewebsverhärtungen in der Tunica albuginea der Schwellkörper entstehen bei Männern in den mittleren Lebensjahren. Sie sind an der Doralseite des Penisschaftes gelegen, dringen in die Corpora cavernosa ein und führen zu seitlicher und dorsaler Verbiegung des Gliedes insbesondere bei der Erektion. Die Immissio penis ist schmerzhaft gestört oder unmöglich. Differentialdiagnostische Probleme bestehen nicht.

Therapie

Strahlentherapie
Injektionsbehandlung mit Hydrocortison
Medikamentös: Potaba, Vitamin E in hohen Dosen.

Die Strahlentherapie übertrifft nach unseren Erfahrungen die übrigen, wenig erfolgreichen Behandlungsmöglichkeiten an Wirksamkeit.

6. Priapismus

Die schmerzhafte maximale Dauererektion der Corpora cavernosa penis beruht auf einer Störung des venösen Abflusses der Schwellkörper. Die Genese ist entweder unbekannt (idiopathischer Priapismus) oder besteht in Zirkulationsstörungen infolge von Leukämie, Tumoren, Gefäßerkrankungen etc. Die Miktion ist nicht nennenswert behindert, da die Corpora cavernosa urethrae und die Glans nicht beteiligt sind. Thrombosierung in den Schwellkörpern führt letztlich zum Verlust der Erektionsfähigkeit. Für die Prognose ist entscheidend, den Patienten umgehend in die Klinik einzuweisen und die Behandlung zu beginnen. Punktion der gestauten Corpora cavernosa, thrombolytische und antithrombotische Therapie und Ableitung des Schwellkörperblutes durch Anastomosierung mit der Vena saphena stehen als therapeutische Möglichkeiten zur Verfügung.

7. Unvollständiger Hodendescensus

Die Hodenanlagen wandern während der intrauterinen Entwicklung aus der Lumbalgegend in das Scrotum. Der Descensus ist bei 4% aller Knaben bis zum Zeitpunkt der Geburt noch nicht vollständig erfolgt, bei 1% auch noch nicht nach Abschluß des ersten halben Lebensjahres. Nach dieser Zeit ist spontaner Descensus selten und unsicher. Es gibt folgende Formen der Hodenretention (ein- oder beidseitig):

a) Hodendystopie

Befund	Diagnose
Hoden nicht tastbar (Kryptorchismus) Scrotum hypoplastisch	Anorchie oder Bauchhoden Differentialdiagnose bei beiderseitigem Kryptorchismus: Testosteronbestimmung unter HCG-Behandlung (Choriongonadotropin)
Hoden im Leistenkanal (zieht sich bei offenem Processus vaginalis ins Abdomen zurück)	Leistenhoden
Hoden im Leistenkanal oder oberhalb des Hodensacks, nur manuell ins Scrotum zu bringen, zieht sich sofort zurück	Gleithoden
Hoden nur zeitweilig im Hodensack (abhängig von Cremastertonus; scrotale Lage im warmen Bad)	Pendelhoden

b) Hodenektopie

Hoden außerhalb des regulären Descensusweges tastbar	oberflächlich inguinale Ektopie (häufigste Form) penile Ektopie femorale Ektopie perineale Ektopie

Maldescensus ist häufig mit Leistenhernie und mit offenem Processus vaginalis peritonaei vergesellschaftet. Bösartige Geschwülste treten in Hoden mit unvollständigem Descensus vor allem bei Bauchhoden im 3. bis 4. Lebensjahrzehnt gehäuft auf. Operative Lagekorrektur ändert an dieser Neigung nichts, macht einen Tumor jedoch leichter erkennbar.

Der Hoden kann sich nur im Scrotum regelrecht entwickeln. *Störungen der Fertilität* sind die wichtigste Folge des unvollständigen Hodendescensus. Infertilität tritt bei beidseitigem Kryptorchismus und beidseitigem Leistenhoden praktisch immer ein. Nur ein Drittel der Männer mit unbehandeltem einseitigen Kryptorchismus hat ein normales Spermiogramm. Subfertilität ist also auch bei einseitigen Prozessen häufig. Offenbar wird auch der kontralaterale descendierte Hoden beeinträchtigt.

Tabelle 16.

Der Hodendescensus muß bis zum Ende des 2. Lebensjahres erfolgen, sonst Gefahr der Zeugungsunfähigkeit. Daher: Früherkennung (Vorsorgeuntersuchung) und rechtzeitige Therapie anstreben.

Therapie

- Keine Behandlung: bei Pendelhoden (unnötig).
- Bei allen anderen Formen
  Abwarten: Säuglinge bis 6 Monate (häufiger Spontandescensus).
- Hormonbehandlung:
  mit humanem Choriongonadotropin
  (HCG)
  möglichst im 1. u. 2. Lebensjahr.
    Einseitiger und beidseitiger Hodenhochstand
  Dosierung:
    Im Säuglingsalter 2 × 250 Einh. wöchentlich, 5 Wochen lang.
    Im Kleinkindalter (bis zu 6 Jahren) 2 × 500 Einh. wöchentlich, 5 Wochen lang.
    Bei älteren Kindern 2 × 1000 Einh. wöchentlich, 5 Wochen lang;
    2. Kur nach 4wöchiger Pause nur bei merkbarer Wirkung der ersten Kur.
- Operation:
  Ohne vorherige Hormonbehandlung:
    Bei gleichzeitiger Leistenhernie, Hodenhochstand nach Hernienoperation, Hodenektopie.
  Nach erfolgloser oder nicht ausreichender Hormonbehandlung:
    In allen Fällen bis Ende des 2. Lebensjahres.

Mobilisierung des Hodens und Samenstrangs, Fixierung des Hodens im Hodensack. Orchidektomie bei einseitiger Dystopie, wenn die Verlagerung ins Scrotum unmöglich ist.

8. Hydrocelen

Die Ansammlung seröser Flüssigkeit in der Tunica vaginalis testis *(Hydrocele testis)* oder in dem nicht obliterierten Teil des Processus vaginalis peritonaei (Hydrocele funiculi spermatici) ist beim Säugling angeboren und bildet sich in diesem Alter noch häufig zurück. Schwankungen der Größe sprechen für eine manchmal nur sehr feine offene Verbindung mit der Bauchhöhle. Die Hydrocele des Erwachsenen kann idiopathisch auftreten, Folge einer Entzündung (Epididymitis, Orchitis) sein oder aus einer traumatischen *Hämatocele* entstehen. Die Begleithydrocele von Hodentumoren enthält blutige Flüssigkeit.

Die *Diagnose* ist im allgemeinen nicht schwierig und ergibt sich meistens schon aus dem Tastbefund einer weichen, glatten, fluktuierenden und nach oben zu umgreifenden Anschwellung. Differentialdiagnostisch von besonderer Bedeutung ist die Abgrenzung gegen Hernien und gegen Hodengeschwülste. Hierbei ist die *Diaphanoskopie* hilfreich. Die Durchleuchtung mit einer starken Lichtquelle (Taschenlampe) gelingt nur bei wäßrigem, nicht jedoch bei blutigem Hydroceleninhalt oder soliden Resistenzen.

Therapie

Hydrocelen des Säuglings werden nur angegangen, wenn aus besonderen Gründen operiert werden muß, z. B. wegen offenem Processus vaginalis. Bei Erwachsenen ist der relativ kleine operative Eingriff der Hydrocelenresektion dann anzuraten, wenn Größe und Gewicht des Wasserbruchs unangenehme Erscheinungen verursachen. Nach Punktion pflegt sich der Hydrocelensack allmählich wieder zu füllen.

9. Spermatocele

Die am Nebenhodenkopf gelegenen cystischen Gebilde bis zu Kirschgröße enthalten eine leicht getrübte Flüssigkeit, in der sich Spermien nachweisen lassen. Diaphanoskopisch ist eine differentialdiagnostische Abgrenzung gegen chronisch entzündliche Prozesse am Nebenhoden und die äußerst seltenen gutartigen Nebenhodentumoren (Adenomatoidtumoren) möglich. Operative Entfernung nur bei Beschwerden.

10. Hodentorsion

Drehung des Hodens und des Samenstrangs um deren Längsachse kommt in der Kindheit, gehäuft in Präpubertät und Pubertät vor. Das akute Ereignis ist schmerzhaft und führt durch Strangulation der Gefäße innerhalb weniger Stunden zur Hodennekrose. Schmerzen im Unterbauch und Übelkeit können vorhanden sein. Das Anheben des geschwollenen, hochstehenden Hodens verstärkt den Schmerz im Gegensatz zur Schmerzlinderung bei Epididymitis. Die Unterscheidung von einer akuten Nebenhodenentzündung, einem Trauma (das oft fälschlich ursächlich angeschuldigt wird) und einer akuten Orchitis (Mumps) ist schwierig, wenn der Patient nicht innerhalb der ersten Stunden zur Untersuchung gelangt. Der örtliche Befund verwischt sich infolge ödematöser Anschwellung und aseptischer entzündlicher Reaktion. Auch schon im Zweifelsfalle ist die umgehende Einweisung in die Spezialklinik notwendig. Mit der operativen Behandlung (Freilegung, Detorquierung und Fixierung des Hodens) kann innerhalb einer Frist von ca. 4–6 Stunden der Hoden gerettet werden. Anderenfalls wird er atrophisch.

11. Varicocele

Krampfaderbrüche des Plexus pampiniformis bevorzugen aus anatomischen Gründen den linken Samenstrang. Die linke Vena spermatica interna mündet rechtwinkelig in die Nierenvene und ermöglicht leicht einen Blutrückfluß.

Diagnose

Das weiche, eindrückbare, durch die Scrotalhaut durchscheinende Venenkonvolut am Samenstrang ist unverkennbar. Der linke Hoden hängt tief herab. Bei langem Bestehen der Varicocele ist er atrophisch. Im Liegen entleeren sich die prall gefüllten Venen, in die das Blut im Stehen sofort wieder zurückfließt. Die bindegewebsschwachen Patienten haben häufig gleichzeitig Beinvaricen und Hämorrhoiden. Im allgemeinen sind es junge Männer, die wegen des ihnen auffallenden Befundes, wegen ziehender Beschwerden am linken Hoden oder wegen Kinderwunsches zum Arzt gehen. Die Varicocele ist eine der häufigsten Ursachen männlicher Fertilitätsstörung. Sie kann durch operative Behandlung günstig beeinflußt werden.

Symptomatische Varicocele durch Tumorverschluß der linken Nierenvene ist äußerst selten.

Therapie

Suprainguinale Ligatur der Vena spermatica interna.

12. Nebenhodenentzündung

Epididymitis entsteht meistens canaliculär als Folge einer Harnwegs- oder Prostata-Samenblaseninfektion, von instrumentellen (Katheterismus, Urethro-Cystoskopie) oder operativen Maßnahmen (transurethrale Elektroresektion, Adenomektomie). Die Keime gelangen über den Ductus ejaculatorius und den Samenleiter in den Nebenhoden. Deshalb ist prophylaktische Vasoresektion vor solchen Operationen zweckmäßig. Hämatogene Infektionen kommen seltener vor.

Akute Epididymitis geht mit erheblichen Schmerzen im Nebenhoden, Hoden, Samenstrang und auch in der Leisten- und Lendengegend einher. Sie können einer Ureterkolik ähneln. Die Temperatur ist hoch, Schüttelfröste sind nicht ungewöhnlich. Das Krankheitsbild ist schwer. Der örtliche Befund ist anfänglich relativ geringfügig, bis es zur Anschwellung des Nebenhodens mit Ödem, Rötung und Übergreifen der Entzündung auf die Umgebung, den Hoden und ggf. zur Abscedierung kommt.

Chronische Epididymitis kann sich aus der akuten entwickeln oder von vornherein mit dem Bilde eines in Schüben verlaufenden blanden Entzündungsprozesses auftreten, der zur Nebenhodeninduration führt. Doppelseitigkeit zieht wegen Verschlusses der Samenwege Infertilität nach sich.

Die *Diagnostik* hat neben dem *örtlichen Befund* die Suche nach der *Ursache* zu berücksichtigen.

Lokalbefund:
Prostata und Samenblasen
Prostataexprimat (nur bei chronischer Entzündung!)
Harnbefund:
  2-Gläser-Probe
  allgemeiner Harnstatus
  bakteriologische Untersuchung.

Bei rezidivierender Entzündung urologische Abklärung auch der Nieren und der oberen Harnwege.

Differentialdiagnose

Hodentorsion
Hodentumor
Epididymitis-Tbc
Mumps-Orchitis
Nebenhodentumor (sehr selten).

Tabelle 17. *Therapie der Epididymitis*

Akute Epididymitis:
- Bettruhe
- Hochlagerung des Hodensacks
- Kühle, feuchte Umschläge (keine alkoholischen Lösungen!)
- Analgetica
- Infiltration des Samenstranges mit 10 ml 1%iger Novocainlösung (Kupierung der Epididymitis innerhalb der ersten beiden Tage nach Beginn möglich)
- Antibiotica (Ampicillin, Cephalotin etc.)

Chronische Epididymitis:
- Suspensorium
- Örtliche Wärmeanwendung
- Antibiotische oder chemotherapeutische Langzeitbehandlung der Adnexitis und der Harnwegsinfektion
- ggfs. Epididymektomie
- ggfs. prophylaktische Vasoresektion

13. Hodenentzündung (Orchitis)

Entzündungen des Hodenparenchyms haben eine Infektionskrankheit, gewöhnlich eine Mumpsinfektion, zur Ursache oder entstehen fortgeleitet durch Übergreifen einer Entzündung vom Nebenhoden. Der Hoden atrophiert später häufig. Die Schädigung der samenbildenden Zellen hat bei Doppelseitigkeit Infertilität zur Folge. Infektionen mit Eitererregern sind wegen der Möglichkeit der Abscedierung oder phlegmonösen Ausbreitung gefährlich. Sie bedürfen dringend operativer Behandlung.

Akute Orchitis äußert sich plötzlich in einem schweren, schmerzhaften und fieberhaften Krankheitsbild. Der Hoden schwillt stark an, der Hodensack ist gerötet und ödematös.

Die *Diagnose* ist im allgemeinen unschwer zu stellen.

Differentialdiagnostisch sind zu bedenken:

- in der akuten Phase
  - Hodentorsion
  - akute Epididymitis
- in späteren Phasen
  - Hodentumor,
  - Hydrocele testis.

Therapie

Bettruhe, lokale Wärmeanwendung, Hochlagerung des Hodensacks, ggf. Novocaininfiltration wie bei Epididymitis. Bei Infektionen mit Eitererregern Antibiotica.

Prophylaxe einer Mumps-Orchitis während der Inkubationszeit mit Mumpsrekonvaleszentenserum oder γ-Globulin (2,5 ml i.m.).

14. Hodengeschwülste

Wenngleich Hodentumoren in allen Lebensaltern auftreten, kommen sie doch beinahe ausschließlich nur im 3. und 4. Lebensjahrzehnt vor. Sie stehen in der Häufigkeitsskala an der Spitze aller Malignome junger Männer, obwohl ihr Anteil an der Gesamtzahl aller Krebse nur gering ist. Die Hodengeschwülste leiten sich fast sämtlich vom Keimepithel ab, sie sind beinahe immer bösartig, z. T. sogar äußerst maligne. Unvollständig descendierte Hoden, auch die operierten, neigen zu maligner Degeneration. Man unterscheidet

- Seminome
- Teratome und Teratocarcinome
- Embryonalzellcarcinome
- Chorioncarcinome
- Mischformen.

Bis auf das hämatogen absiedelnde, äußerst maligne und prognostisch sehr ungünstige Chorioncarcinom metastasieren die Hodentumoren lymphogen. Die Ausbreitung erfolgt nicht über die Leistenregion, sondern retroperitoneal entlang den Lymphbahnen der Hodengefäße.

Die erste Lymphknotenstation ist dicht unterhalb der Nierengefäße. Der weitere Weg geht über das Mediastinum zur Einmündung des Ductus thoracicus in die Vena subclavia in der linken Supraclaviculargrube. Hier fällt das Leiden manchmal erstmalig durch einen Geschwulstknoten auf.

Beschwerden

Hodentumoren werden oft erst zu spät erkannt, da sie keine oder nur geringfügige Beschwerden machen. Schweregefühl und Ziehen im Hoden finden sich erst bei größeren Tumoren. Die Kontrolle des äußeren Genitale sollte bei keiner Routineuntersuchung unterlassen werden. Gynäkomastie ist suspekt, da sie Zeichen eines hormonell aktiven Hodentumors sein kann.

Verdächtig auf einen Hodentumor ist im Alter zwischen 18 und 40 Jahren jede derbe testiculäre Resistenz. Fachärztliche bzw. klinische Klärung ist dringend geboten.

Diagnose

Harter, knotiger Tumor des Hodens, vom Nebenhoden abzugrenzen. Beurteilung durch symptomatische Hydrocele mit hämorrhagischem Inhalt manchmal erschwert. Punktion des Tumors ist zu vermeiden. Zur klinischen Diagnostik gehören u. a.:

Differentialdiagnostischer Ausschluß anderer intrascrotaler Erkrankungen
Feststellung oder Ausschluß von Metastasen durch retrograde Lymphographie
Röntgenuntersuchung (Lunge, Mediastinum)
Choriongonadotropinbestimmung (positiv bei reinem oder gemischtem Chorioncarcinom)
Im Zweifelsfall:
  diagnostische Hodenfreilegung nach Abklemmung des Samenstranges, histologische Schnelluntersuchung.

Therapie

Orchidektomie mit hoher Absetzung des Samenstranges

Danach bei
Seminom: Strahlentherapie der Lymphabflußgebiete
Embryonalzell- und Teratocarcinom: Radikale retroperitoneale Lymphadenektomie
Mischtumoren: Lymphadenektomie und Bestrahlung
Cytostatica bei metastasierenden Tumoren.

V. Störungen der Fertilität und Potenz

1. Fertilitätsstörungen

Tabelle 18.

Ein Drittel bis die Hälfte aller infertiler Ehen beruht auf Unfruchtbarkeit des Mannes. Vor komplizierten Untersuchungen der Frau sollte die weniger eingreifende Prüfung der Fertilität des Ehemannes durchgeführt werden.

Ursachen der Infertilität

a) Störungen der Hodenfunktion:

Sie äußern sich in tubulärer oder inkretorischer Insuffizienz. Diese können gemeinsam vorkommen. Man unterscheidet einen primären, unmittelbar an der Keimdrüse lokalisierten vom sekundären Hypogonadismus, der auf einer Störung der übergeordneten inkretorischen Drüsen beruht. Die Störung kann angeboren oder erworben sein.

Häufigste Form: Primärer Hodenschaden mit normalen Gonadotropinwerten. Habitus viril, Spermienzahl vermindert.

Häufigste Ursachen: Testiculäre Descensusstörungen, Mumps-Orchitis, Varicocele.

Primäre Hodenschäden mit Androgenmangel fallen je nach Zeitpunkt der Entstehung durch Enuchoidismus oder Rückbildung der sekundären Geschlechtsmerkmale auf.

Zum sekundären Hypogonadismus gehören die vielfältigen Formen hypophysärer und hypothalamischer Störungen. Auch der durch Hormontherapie (Androgene, Östrogene, Gestagene) hervorgerufene Hodenschaden gehört in diese Gruppe.

b) Störungen des Samentransports:

Undurchgängigkeit der Samenwege beruht auf

- Mißbildungen
- Entzündungen (meistens Epididymitis, unspezifische Tbc, Go)
- Verletzungen (Operationsfolgen, gewollte oder ungewollte Durchtrennung).

Einseitiger Verschluß kann zu Oligospermie führen, doppelseitige Läsion zieht Aspermie nach sich.

Funktionelle Transportstörungen psychischer oder organischer Art (z. B. Insuffizienz des Sphincter internus vesicae bei der Ejaculation).

c) Erkrankungen der akzessorischen Geschlechtsdrüsen,

insbesondere die spezifischen und unspezifischen Entzündungen von Prostata und Samenblasen.

Die Klärung von Fertilitätsstörungen erfordert im allgemeinen eine eingehende andrologische Untersuchung, die dem Spezialisten überlassen werden muß. In der Praxis führen jedoch eine sorgfältige Anamnese, der Allgemeinstatus und der Genitalbefund bereits zu einer Orientierung über die Genese. Oft ergeben sich hieraus schon eine sichere Beurteilungsmöglichkeit und der Weg des weiteren diagnostischen und therapeutischen Vorgehens.

Von besonderer praktischer Bedeutung sind:

Testiculäre Descensusstörungen (Möglichkeit der Verhütung von Fertilitätsstörungen durch hormonelle oder operative Korrektur bis zum 3. Lebensjahr)
Varicocele (günstige Beeinflussung der Tubulusschädigung durch Operation)
Samenwegsverschlüsse (operative Rekonstruktion)
Prostato-Vesiculitis (Behandlung bessert die Fertilitätsstörung).

Ein Teil der Fertilitätsstörungen ist hormoneller Behandlung zugänglich, die andrologische und endokrinologische Erfahrung voraussetzt.

Freiwillige Sterilisierung kann durch Samenleiterdurchtrennung und -ligatur erreicht werden. Sie ist unter bestimmten Voraussetzungen möglich und empfehlenswert.

2. Potenzstörungen

Störungen der Potentia coeundi, d. h. der Libido, der Erektion und der Ejakulation treten in verschiedenen Formen und Graden auf. Sie sind nicht selten, werden jedoch von den Patienten oft nicht geäußert.

Tabelle 19.

Bei Potenzstörungen ist exakte Diagnose der Art und Ätiologie des Leidens unbedingt erforderlich.
Kritiklose Anwendung von Aphrodisiaca und Hormonpräparaten ist häufig ohne Erfolg.

Ursachen und Therapie der Potenzstörungen

Bei weitem am häufigsten liegen *psychische Störungen* der Impotenz zugrunde. Diese Diagnose sollte allerdings erst nach Ausschluß aller organischer Ursachen gestellt werden. Behandlung durch einen Psychotherapeuten ist anzustreben. Nicht selten ist die Impotenz auf *Allgemeinerkrankungen* zurückzuführen, z. B. auf Stoffwechselstörungen (Diabetes, Leberparenchymerkrankungen), endokrinologische Erkrankungen (Hyper- und Hypothyreose), körperliche und seelische Erschöpfungszustände, Alkoholismus, neurologische Erkrankungen (Multiple Sklerose, Tabes dorsalis oder Rückenmarkstumor). Zuweilen tritt die Impotenz auch als unerwünschte Nebenwirkung bei Verabreichung von Sedativa, Antihypertensiva oder Östrogenen auf. Die Behandlung der Impotenz beruht in diesen Fällen auf der Therapie des Grundleidens oder der Ausschaltung der Noxe.

Androgenmangel ist nur selten Ursache einer Impotenz, und nur dann ist eine Besserung durch Androgensubstitution zu erwarten.

Die Impotenz kann auch durch *anatomische* Veränderungen am äußeren Genitale (Phimose, Hypospadie, Fibrose der Corpora cavernosa, Induratio penis plastica) verursacht sein, welche in der Regel eine operative urologische Behandlung erforderlich machen. Sie führt in vielen Fällen zum Erfolg. Gelegentlich können *Gefäßverschlüsse im Becken* durch Verhinderung der Blutfüllung der Schwellkörper eine Impotenz verursachen, die durch Operationen am Gefäßsystem gebessert werden kann.

In Fällen kausal nicht zu behebender Erektionsschwäche kann durch eine operativ implantierbare Kunststoffprothese Kohabitationsfähigkeit erzielt werden.

Sachverzeichnis

R. E. Froelich, F. M. Bishop

Die Gesprächsführung des Arztes

Ein programmierter Leitfaden

Übersetzt aus dem Englischen von H. Renschler, D. Renschler

5 Abb. X, 212 Seiten. 1973

(Heidelberger Taschenbücher, Bd. 128)

DM 19,80; US $ 8.60
ISBN 3-540-06243-2

F. Anschütz

Die körperliche Untersuchung

Unter Mitarbeit von H. Marx, B. Strahringer

2. unveränderte Auflage

56 Abb. X, 194 Seiten. 1975

(Heidelberger Taschenbücher, Bd. 94)

DM 16,80; US $ 7.30
ISBN 3-540-06007-3

Preisänderungen vorbehalten

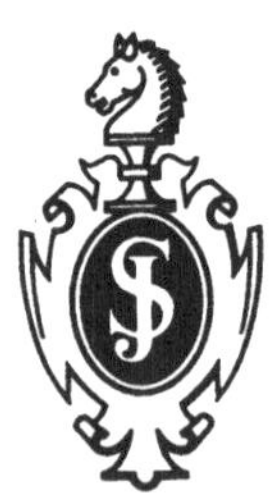

Taschenbücher Allgemeinmedizin

Herausgeber: N. Zöllner, S. Häussler, P. Brandlmeier, I. Korfmacher

Die Allgemeinpraxis

Organisationsstruktur. Gesundheitsdienste. Soziale Einrichtungen. Von P. Brandlmeier, R. Eberlein, H. J. Florian, U. Franz, F. Geiger, H. Haack, F. Härter, H. Pillau, M. Pilz, O. Scherbel, W. Segerer, H. Sopp

Bandherausgeber: P. Brandlmeier

31 Abb. X, 134 Seiten. 1974
DM 16,–; US $ 6.90
ISBN 3-540-06700-0

Hausärztliche Versorgung

Bereitschafts- und Notdienste. Der kranke Mensch. Labordiagnostik

Von P. Brandlmeier, U. Franz, F. Geiger, H. Hege, I. Korfmacher, E. Kühn, I. Leitner, H. Pillau, R. Pohl, H.H. Schrömbgens, H. Sopp, W. Zander, W. Zierhut, B. Zönnchen

Bandherausgeber: P. Brandlmeier

22 Abb. XVI, 139 Seiten. 1974
DM 18,–; US $ 7.80
ISBN 3-540-06999-2

Kardiologie. Hypertonie

Von F. Anschütz, U. Gaissmaier, W. Hahn, D. Klaus, H. Lydtin, J. Schmidt, E. Zeh

Bandherausgeber: D. Klaus

38 Abb. XXII, 248 Seiten. 1974
DM 24,–; US $ 10.40
ISBN 3-540-06701-9

Stoffwechsel. Ernährung. Endokrinium

Von H. J. Bauer, P.-U. Heuckenkamp, H. J. Karl, P. May, E. Standl, G. Wolfram, N. Zöllner

Bandherausgeber: N. Zöllner, G. Wolfram

11 Abb. XIV, ca. 200 Seiten. 1975
DM 28,–; US $ 12.10
ISBN 3-540-07475-9

Springer-Verlag Berlin Heidelberg New York